Pocket Guide EFT

AF288115

param

Bibliografische Information der Deutschen Nationalbibliothek

Die Deutsche Nationalbibliothek verzeichnet diese Publikation
in der Deutschen Nationalbibliografie;
detaillierte bibliografische Daten sind im Internet über
http://dnb.d-nb.de abrufbar.

Titel der Originalausgabe
Pocket Guide to Emotional Freedom
Copyright © 2003, 2001 Steve Wells and David Lake, MD

Gestaltung ComGraphiX, Ahlerstedt
Gesamtherstellung Steinmeier, Deiningen

ISBN 978-3-88755-265-7

www.param-verlag.de

Hinweis

Alle Beschreibungen und Anleitungen in diesem Buch sind zur Selbsthilfe gedacht und bedeuten nicht notwendig, dass jedermann davon Nutzen erfährt oder allein durch eigene Bemühungen geheilt wird.

EFT ist in der Praxis effektiv und die erzielbaren Resultate sind bedeutend, trotzdem mag das nicht auf jeden oder jedes spezielle Problem zutreffen. Ein schwaches Ergebnis oder schwacher Fortschritt kann bedeuten, dass professionelle Unterstützung gebraucht wird.

Negative Auswirkungen sind extrem selten und wenn irgendeine emotionale Intensität in der Behandlung auftritt, ist sie gewöhnlich die Folge eines früheren oder zugrunde liegenden Problems. Auch wenn EFT in solchen Fällen von großer Hilfe sein kann, sollten Sie sich von einem professionellen Therapeuten behandeln lassen, wenn Sie andauernde oder schwerwiegende Probleme haben.

EFT ist keine formell bestätigte wissenschaftliche Technik und ist deshalb von experimenteller Art ohne garantiertes Ergebnis.

Die Erklärungen in diesem Buch ersetzen keinen medizinischen, psychologischen oder anderen fachlichen Rat. Der Leser ist vielmehr aufgefordert, sich seine eigene Meinung zu bilden und ggf. fachlichen Rat einzuholen. Autor und Verlag schließen ausdrücklich jegliche Haftung aus, die von den Darlegungen in diesem Buch abgeleitet werden soll.

Übersetzung
Günter Kieser

unter fachlicher Beratung von
Jutta Bockhold und Dr. Christiana Kieser

Steve Wells und Dr. David Lake

Pocket Guide EFT

Emotionale Freiheit Techniken

param

Worauf kann EFT angewendet werden?

Wenn es nicht funktioniert

Anhang 1: Verwandte Energietherapien

Anhang 2: Forschung

Vorwort der Autoren

*H*erzlich willkommen bei einer der effektivsten Selbsthilfetechniken, die es heute gibt. Sie wird Technik der emotionalen Freiheit *(Emotional Freedom Techniques)* oder kurz EFT genannt, und macht das große Versprechen, dass Sie sich von den beengenden Auswirkungen negativer Emotionen in Ihrem Leben befreien können. Ihr Leben kann sich ändern.

Negative Emotionen wie Angst, Verletzung, Schuld oder Wut unterwandern leider viel zu oft unsere Leistungskraft und unsere Zufriedenheit. Die meisten von uns werden Tag für Tag von solchen Emotionen beeinflusst, die uns dazu bringen, Dinge zu sagen oder zu tun, die wir dann bedauern, oder sie halten uns davon ab, das zu tun, was wir gern tun möchten. Bei dem Versuch, sich von den vergiftenden Einflüssen dieser negativen Emotionen zu befreien, stürzen sich viele auf eine große Palette selbstzerstörerischer Verhalternsweisen wie Überessen, Drogen, Alkohol und so weiter, die unweigerlich dazu führen, das negative Muster zu verstärken und das persönliche Glück weiter zu beschneiden.

Wie auch immer, jetzt müssen Sie nicht länger in alte Muster verstrickt bleiben, weil Sie sich mit EFT selbst befreien können.

Stellen Sie sich eine Behandlung vor, die Ihnen Beruhigung und Ausgeglichenheit vermittelt, wenn Sie sie am meisten brauchen. EFT hat das Potenzial, Sie zu leiten, als Sicherheitsnetz zu dienen und sich um eine Menge Ihrer wenig hilfreichen und verletzenden negativen Reaktionen zu kümmern. Willenskraft ist gut, doch sie hält nicht an, wenn es nicht auch zu einer emotionalen Veränderung kommt. Mit EFT können Sie all die Probleme lindern und lösen, bei denen Ihr Denken und Handeln bislang keine Ergebnisse erzielt hat.

Wir haben die lebensstärkende und heilende Wirkung von EFT beobachtet. Es ist eine der nützlichsten und praktischsten Techniken, der wir in unseren zusammen vierzig Jahren medizinischer und psychologischer Arbeit begegnet sind. Sie hat uns in den vergangenen fünf Jahren mehr persönliche und berufliche Erfüllung gegeben, als die vorhergehenden vierzig Jahre zusammengenommen. EFT und die anderen Tipps und Techniken in diesem Buch können Ihnen helfen, mit weniger Stress dorthin zu gelangen, wohin Sie wirklich wollen. Dieses Büchlein für die Hosentasche erklärt alles, was Sie wissen müssen, um EFT zu nutzen und Ihr Leben zu verbessern. Es ist so gestaltet, dass Sie es immer bei sich haben und bei Bedarf nachschlagen können.

Lesen Sie also weiter, um zu erfahren, wie Ihnen diese phantastische neue Methode helfen kann, die Freiheit zu erlangen, nach der Sie suchen.

Steve Wells und David Lake

EFT – Emotionale Freiheit Techniken

Was ist EFT?

Die Technik der emotionalen Freiheit (EFT) ist eine Heilmethode, die aus einer wirklichen Verbindung östlicher und westlicher Medizin entstanden ist. EFT basiert auf der revolutionären Entdeckung, dass die Ursache aller negativen Emotionen auf eine Störung im körperlichen Energiesystem zurückgeführt werden kann, weshalb man sich EFT auch als Behandlung der Akupunkturmeridiane mit psychologischer Zielstellung vorstellen kann. Deshalb wird EFT gelegentlich auch als psychologische Akupressur bezeichnet. Es werden dabei also keine Nadeln gesetzt, es wird vielmehr auf verschiedene Energiepunkte des Körpers geklopft, um die Symptome aufzulösen. Wenn man an einen emotional belastenden Umstand denkt oder eine entsprechende

Situation erlebt, werden die Meridiane, die Energiebahnen im Körper, gestört. Durch das Klopfen werden sie wieder balanciert. Danach ist die belastende Erregung aufgelöst. Die Erinnerung bleibt, aber die emotionale Ladung ist fort. Gewöhnlich ist das Ergebnis dauerhaft. Man fühlt sich danach nicht nur besser, man kann auch klarer über die Sache denken.

Der grundlegende Ansatz von EFT ist, dass negative Emotionen durch Störungen des körperlichen Energiesystems verursacht werden und nicht bloß in der Psyche existieren. Wenn Sie EFT anwenden, wird Sie ein zerstörerischer negativer Gedanke nicht länger belasten, weil die assoziierte Emotion davon abgekoppelt wird. Der Gedanke verliert die Macht über Ihr Verhalten und Ihre Überzeugungen. Durch direkte Intervention im Energiesystem korrigiert EFT die Störung und sorgt so für Entlastung von emotionalen Problemen, das schließt Phobien ein, sowie das Posttraumatische Stress-Syndrom (PTSS), Verletzungen, Zorn, Traurigkeit und Schuldgefühle , aber auch viele Ursachen physischer Schmerzen.

EFT ist eine Körperenergie-Technik mit tiefgreifenden psychischen Wirkungen. Andere Techniken helfen Ihnen womöglich, Ihr Verhalten zu ändern, doch diese Energietechniken haben das Potenzial, Ihr Leben zu verändern.

Warum EFT anwenden?

EFT ist eine sichere, behutsame und natürliche Methode, die Ihr eigenes Körperenergiesystem nutzt, um emotionale Überlastungen zu heilen. Es beeinflusst auch körperliche Symptome von Überforderung, Schmerzen und verschiedenen Krankheitszuständen positiv und führt zu einem allgemein ausgewogenen Funktionieren. EFT kann in jeder schwierigen Lebenssituation eingesetzt werden.

Es gibt vier wesentliche Wirkungen von EFT:

- Es wirkt sehr entspannend. Die meisten erfahren Sekunden nach dem Beginnen mit EFT eine erleichternde Wirkung.

▶ Es entkräftet und mindert negative/toxische und löst festgefahrene Emotionen.

▶ Es lindert die assoziierte negative Überzeugung, die dem Problem zugrunde liegt.

▶ Nach einigen Wochen der Anwendung breitet sich die Wirkung über unser gesamtes System und Erscheinungsbild aus, das typischerweise lichter und optimistischer wird.

Bevor Verletzungen und Ängste nicht berücksichtigt worden sind, können Probleme in Beziehungen oder im Alltagsleben niemals gelöst werden. EFT kann Ihnen dabei helfen. Wenn man unglücklich ist, lösen Veränderungen Angst aus, doch noch schlimmer ist es, wenn sich nichts ändert. Deshalb ist EFT ein wunderbares Werkzeug, denn es ermöglicht Ihnen Veränderung mit geringstem Aufwand.

EFT wirkt nur bei negativen Emotionen. Positive und lebensfördernde Emotionen werden nicht beeinflusst. Wir haben nicht die Absicht, begründete Traurigkeit oder Lebensprobleme zu eliminieren, aber wenn wir

EFT anwenden, werden wir gestärkt, sie mit mehr Mut und Sicherheit anzugehen. EFT hilft uns, durch die negativen Emotionen hindurchzugehen, und nach unserer Erfahrung tut es das auf die sanfteste und stärkendste Weise.

Sie müssen nicht an EFT glauben, damit es wirkt. Unsere Forschungen und unsere klinische Erfahrung haben gezeigt, dass die meisten Leute, denen EFT vorgestellt wird, nicht glauben, dass es ihnen bei ihren emotionalen Problemen helfen wird. Trotz ihrer Zweifel ist die überwältigende Mehrheit in der Lage, EFT anzuwenden und emotionale Freiheit zu erreichen. Die ausgelösten Veränderungen beruhen eindeutig auf der Intervention im Energiesystem und nicht auf irgendwelchen vorhandenen Überzeugungen. Also zögern Sie nicht, EFT unabhängig von irgendwelchen Zweifeln auszuprobieren. Sie können ganz sicher sein, dass Ihre Ergebnisse davon nicht beeinflusst werden.

Wir erwarten sogar von Ihnen, dass Sie skeptisch sind, denn es ist ja eine sehr neue Methode. Wir hoffen aber auch, dass Sie nicht zynisch sind oder sich dem möglichen Gewinn verschließen, den Sie erreichen können, wenn Sie es versuchen. Nach unserer Erfahrung kommen Ergebnisse unvermeidlich, wenn die Methode angewendet wird, auch wenn einige sie dauerhaft anwenden müssen, um ihr volles Potenzial zu erfahren.

Das womöglich am meisten beeindruckende an EFT ist, dass es jeder erlernen und zur Selbsthilfe nutzen kann. Gewiss erfordern einige komplexere Probleme einen erfahrenen Therapeuten, doch jedermann kann EFT erlernen und bei den vielfältigen Alltagsproblemen anwenden, wobei meist sehr große Erleichterung erzielt wird.

Einer der wundervollsten Aspekte dieser Technik ist, dass Sie bei regelmäßiger Anwendung mit einem Gefühl von Optimismus und allgemeinem Wohlgefühl erfüllt werden, wie Sie es möglicherweise seit Jahren nicht mehr erlebt haben.

Wie wurde EFT entwickelt?

Vor etwa zwanzig Jahren studierte der kalifornische Psychologe Roger Callahan das Meridiansystem, die Grundlage von Akupressur und Akupunktur, während er eine Frau, nennen wir sie Mary, einer schweren Wasserphobie wegen behandelte. Über achtzehn Monate traditioneller Therapie war es ihm nicht gelungen, Mary erfolgreich zu behandeln. Als sie eines Tages sagte, das Gefühl der Angst sei in ihrem Magen lokalisiert, horchte er auf. Es gibt einen Meridianpunkt, der direkt unter dem Auge liegt und mit dem Magen verbunden ist. Deshalb bat Callahan Mary, auf diesen Punkt zu klopfen. Er vermutete, das würde helfen, die auftretenden energetischen Störungen auszugleichen. Danach stellte Mary erstaunt fest, dass die Empfindung verschwunden war, und voller Freude probierte sie das aus, indem sie zum Schwimmbecken lief und Wasser auf ihr Gesicht spritzte. Ihre lebenslange Phobie war verschwunden, und nur ein paar Tupfer unter ihr Auge waren dazu nötig gewesen.

Dies ist eine der größten Entdeckungen im Bereich des Heilens, die je gemacht worden ist.

Es folgten viele überraschende klinische Ergebnisse, bis Callahan eine Theorie entwickelte, dass durch Klopfen auf Anfangs- oder Endpunkte betroffener Energiekanäle, Erleichterung verschafft werden kann. Er stellte eine Hypothese von »Gedankenfeldern« auf, die »Verstörungen« enthalten und dadurch den subtilen Energiefluss durcheinander bringen. Der Theorie nach sind negative Emotionen das Ergebnis dieser Blockaden. Das Klopfen auf das Energiesystem löst die Blockaden und ermöglicht der Energie, freier zu fließen. Zusätzlich entdeckte Callahan »psychische Umkehrungen«, durch die man paradox motiviert wird: Man handelt den eigenen Wünschen zuwider, ohne es wirklich zu bemerken, und sabotiert sich so selbst. Er modifizierte seinen Behandlungsansatz, um dies zu berücksichtigen.

Callahan hat auf der Grundlage von Akupressur* und Kinesiologie eine umfassende Therapie für psychische

*manuelle Stimulation von Akupunkturpunkten

Probleme mit bestimmten Abfolgen von Klopfpunkten entwickelt. Damit erzielte er in seiner klinischen Arbeit über Jahre hinweg außergewöhnliche Resultate.

Das war der Anfang einer ungewöhnlichen Kombination traditioneller östlicher und wissenschaftlicher westlicher Medizin. Callahans erstaunliche Entdeckung hat ihren Ursprung in altem Wissen, das er mit unseren aktuellen Erkenntnissen über das Körperenergiesystem kombiniert hat.

Die Gegenwart und der Fluss von Energie um und im Körper wurde von vielen antiken Kulturen, besonders den Indern und Chinesen, verehrt, auch wenn einzelne Wörter die subtile Bedeutung nicht erhellen. Die Hindus sprechen von Prana, die Chinesen vom Chi. Obwohl die westliche Wissenschaft bislang keinen Beweis für ein Energiesystem gefunden hat, wurde doch entdeckt, dass Bioenergie für Schmerzwahrnehmung, Heilung und Regeneration wesentlich ist. Fachleute betrachten die Bioenergie als sowohl dem universellen Energiefeld zugehörig, wie auch dem physischen Organismus, es bestehen Verbindungen und Fluss.

Im Paradigma der Bioenergie wird Krankheit als Störung im Energieaustausch und ›Vergiftung‹ des Körpers betrachtet, besonders durch Stress. Ein Heiler überträgt die universelle Energie durch Absicht, Worte, Augen oder Hände, um die Ordnung im gestörten Energiefeld des Leidenden wiederherzustellen. Chi erzeugt dabei Ordnung aus dem Chaos. Diese mystische Erklärung verwirrt den Wissenschaftlicher womöglich, doch die praktische Wirkung der Akupunktur ist seit Jahrhunderten ohne Zweifel.

Im chinesischen Energiesystem sind zwölf Hauptmeridiane (Energiekanäle) bekannt, während das Hindusystem die sieben Chakren (Energiezentren) hervorhebt.

Die Brücke zwischen dem alten Wissen über die Meridiane und der Psyche bildet die angewandte Kinesiologie, ein System mit dem Körperfunktionen durch Muskeltests und Akupunkturpunkte bewertet werden können. Begründer der Kinesiologie ist der amerikanische Chiropraktiker George Goodheart. Er betrachtete Körper- und Geistfunktionen ganzheitlich und verbrachte Jahre praktischer Arbeit mit der Entwicklung dieser Methode. Andere folgten ihm, besonders hervorzuheben Dr. John Diamond, ein australischer Psychiater, der einen umfassenden Zugang zu Verhaltens- und emotionalen Problemen entwickelte, wobei er Kinesiologie in Verbindung mit seinem analytischen und medizinischen Wissen einsetzte. Er ordnete Emotionen und die therapeutische Korrektur negativer Emotionen den verschiedenen Meridianen zu. Diese bedeutenden Entdeckungen gingen Callahans Schlüsselerlebnis mit Mary voraus und trugen zu der Therapie bei, die er daraus entwickelte.

Gary Craig, der von Callahan ausgebildet wurde, experimentierte mit einer umfassenden Reihe von Energiepunkten, die angewendet werden konnte, um jedes emotionale Problem zu behandeln. Statt eine große Anzahl verschiedener Klopffolgen erinnern oder komplexe Diagnoseprozeduren anwenden zu müssen, entwickelte er eine einzige Folge, die alles abdeckte. Craig fand heraus, dass mit diesem Ansatz eine hervorragende Erfolgsquote zu erzielen war, und verbesserte sie nach und nach. Das Resultat nannte er EFT.

Viele Therapeuten verwenden in einer Vielzahl von Therapien zur Rebalancierung oder Integration einen oder zwei besondere Punkte. Die verschiedenen Techniken basieren auf den gleichen Annahmen und Praktiken. Viele dieser Energietechniken sind in ihrer Wirksamkeit außergewöhnlich und ermöglichen die Veränderung von toxischen Emotionen und negativen Überzeugungen.[1]

Die wissenschaftliche Untersuchung von Energietherapien hinkt diesen ungewöhnlichen Resultaten hinterher. Kurz gesagt, diese Therapien bleiben für die etablierte Wissenschaft hypothetisch und weitgehend unbewiesen. Allerdings wurden kürzlich verschiedene Forschungsprojekte abgeschlossen und weitere laufen, so dass sich die Lage bald ändern wird.[2]

Das Energiesystem durch Stimulation der Energiepunkte zu tonisieren und zu justieren, wird allein toxische Emotionen gewöhnlich nicht auflösen, sonst würden Therapien wie Shihatsu und Reflextherapie über-

[1] Anhang 1 enthält Beschreibungen verwandter Energietherapien
[2] Anhang 2 enthält einen Überblick über bereits abgeschlossene Studien

proportional positive Ergebnisse erzielen. Auf der anderen Seite sind bei bloßer Akupunktur oder chinesischer Medizin im engeren Sinne keine so außergewöhnlichen Wirkungen wie bei EFT zu sehen. Akupunktur verschafft bei emotionalen Beschwerden meist nur eine gewisse allgemeine Erleichterung. Das belastende Problem geistig präsent zu haben, während die Energiepunkte geklopft werden, bewirkt die umfassende Veränderung. Diese Kombination ist sowohl in der westlichen wie der östlichen Medizin unbekannt. Die Verbindung von Ost und West ist es, die wir an diesen neuen Energietechniken ganz besonders mögen. Dieser Kombination wegen können weder die derzeit bekannten westlichen Theorien noch die derzeit bekannten östlichen Theorien vollständig erklären, was dabei geschieht. Wir müssen also eine neue Theorie entwickeln.

In naher Zukunft wird die Bedeutung des körperlichen Energiesystems für Heilung und Wohlergehen allgemein anerkannt und respektiert werden. Das wird viele neue Entdeckungen und Paradigmen hervorbringen, wie das vergangene Jahrzehnt schon gezeigt hat. Die Beschäftigung mit diesen Techniken und ihre Anwendung ist Teil einer Revolution, denn wir haben jetzt endlich eine behutsame und natürliche Methode zur Verfügung, um uns von toxischen Empfindungen, bedrängenden Ängsten und begrenzenden Überzeugungen zu befreien.

Die Anwendung von EFT

Wie wird EFT angewendet?

In diesem Buch stellen wir Ihnen eine einfache und leicht zu erlernende Methode der Selbsthilfe vor. Wir schlagen vor, EFT etwa einen Monat lang Ihren persönlichen Bedürfnissen entsprechend anzuwenden und dann zu beurteilen, wie nützlich es für Sie ist.

EFT ist zur Behandlung einer großen Palette emotionaler Probleme erfolgreich eingesetzt worden, einschließlich Ängsten, Phobien, Traumata, Posttraumatischem Stress-Syndrom, Trauer, Wut, Schuldgefühlen und so weiter. Es ist auch angewendet worden, um das Verhalten zu optimieren oder Beziehungen zu verbessern.

Bloßes Nachdenken und Reden über emotionale Probleme führt gewöhnlich nicht zu dauerhaften Veränderungen, solange keine korrigierende emotionale Erfahrung gemacht wird, die wirksam genug ist, die

Überzeugung zu ändern. In einigen moderneren Therapien kann das schnell geschehen, bei mehr traditionellen Therapien wie der Psychoanalyse kann es lange dauern. Gewöhnlich bietet keine einzelne Technik oder Therapie vollständige Heilung, weshalb es klug ist, die besten Aspekte der verschiedenen Ansätze so gut wie möglich zu kombinieren. Wenn die speziellen Eigenschaften der Energietherapie in traditionelle Methoden integriert werden, so denken wir, erhält man das Beste aus beiden Welten.

Durch EFT können vielen Probleme sehr schnell vollständig gelöst werden. Erste Veränderungen sollten sich schon nach den ersten Versuchen zeigen. Selbst sehr deutliche Veränderungen können schon nach ein oder zwei Runden EFT (zwei bis drei Minuten) eintreten. Ernstere angstbasierte Probleme werden zur vollständigen Auflösung vielleicht ein bis vier Sitzungen von je einer halben Stunde erfordern. Andere Probleme können auch eine größere Anzahl von Sitzungen verlangen, und es kann nötig sein, dass Sie EFT zwei bis drei Wochen lang täglich anwenden. Diese Ausdauer führt dann aber auch häufig zur vollständigen Befreiung. Bei Abhängigkeiten und Depressionen sind Ergebnisse oft nur schwerer zu erreichen. Es kann dann nötig sein, dass Sie die Unterstützung durch einen ausgebildeten professionellen Therapeuten brauchen.

Sogar bei Ängsten ist es möglich, mit EFT eine Menge guter Arbeit in Selbsthilfe zu tun. Sie müssen sich nur erlauben, die Angst ein klein wenig hervorkommen zu lassen, damit die Energietherapie tiefgreifend helfen kann. Allein an das Problem zu denken, wird bei den meisten unangenehme Empfindungen auslösen. Das genügt auch schon, um damit zu arbeiten. Es ist nicht notwendig, gleich in die größte Intensität hineinzugehen, um das Problem zu bearbeiten. So können Sie das Problem geschützt und sehr effektiv behandeln. Sie werden feststellen, dass Sie anschließend in die reale Welt hinausgehen können und viel von der ursprünglichen Angstreaktion und der emotionalen Intensität verschwunden ist. Das ist unsere und die Erfahrung von Tausenden von Menschen, die wir diese Techniken gelehrt haben.

Was sind die Elemente von EFT?

Die Schritte der EFT-Kurzsequenz sind:

1 Reiben Sie zunächst einen Punkt (wunder Punkt) auf dem oberen Brustkorb. Das dient dazu, das Energiesystem zu öffnen und etwaige energetische Umkehrungen zu korrigieren.

2 Während Sie dies tun, machen Sie eine Aussage (Eröffnungsaussage) über das Problem.

3 Klopfen (Akupressur) Sie nacheinander auf sieben spezielle Punkte.

4 Während Sie das tun, denken Sie an das Problem, fühlen es oder fokussieren darauf, wozu Sie einen Erinnerungssatz verwenden.

Diese Anwendung stimuliert das gesamte Energiesystem über die Meridiane entsprechend der chinesischen Theorie. Wir erklären die einzelnen Schritte und Begriffe weiter unten genauer. Dort wird auch die lange EFT-Sequenz (mit zwölf Punkten) vorgestellt, weil sie die Beziehung der Technik zur Kinesiologie zeigt. Die lange Version kann auch helfen, wenn Sie festsitzen oder ein Problem intensiver bearbeiten wollen, doch für die meisten und in den meisten Fällen reicht die kurze Version aus.

Es ist wichtig, die Technik gründlich und genau zu erlernen. Beginnen Sie damit, sich die Lage der Punkte und ihre Abfolge in der Klopfsequenz einzuprägen. Wenn Sie darin sicher sind, können Sie sich effektiver auf das Problem konzentrieren. Später können Sie Ihre Intuition einsetzen und die Punkte verändern, wenn Sie wollen.

Was müssen Sie über das Klopfen wissen?

Das Klopfen selbst ist genauso wichtig, wie der Gedanke oder das Gefühl, das Sie als Aufhänger benutzen, um Ihren Geist während der Behandlung zu fokussieren. Klopfen Sie möglichst viel, auch wenn Sie manchmal vielleicht nicht ganz sicher sind, weswegen Sie klopfen. Nach der EFT-Theorie weiß Ihr Unterbewusstsein, was der Behandlung bedarf. Wichtig ist, das Energiesystem zu aktivieren.

Ein paar Hinweise:

- Wenn Sie nahe dem Meridianpunkt klopfen, wird es wirken, selbst wenn Sie den Punkt nicht exakt treffen.
- Mit zwei Fingern zu klopfen statt mit einem, vergrößert die Chance, auf oder nahe dem Punkt zu klopfen.
- Wenn Sie die Worte nicht richtig verwenden, weiß Ihr Geist dennoch, was Sie beabsichtigen. Wesentlich ist, das Problem zu fokussieren und wie bei einer Entdeckungsreise dem nachzugehen, was geschieht. Schon daran zu denken, es zu tun, wird nach einer Weile Wirkung zeigen.

Die Punkte

Der wunde Punkt

Wie schon erwähnt, beginnen Sie EFT damit, den wunden Punkt zu reiben. Dieser Punkt liegt im Bereich der oberen Brust und ist wie folgt zu lokalisieren: Unter dem Kehlkopf befindet sich eine Mulde. Gehen Sie von hier das Brustbein etwa sieben Zentimeter weiter nach unten und dann im rechten Winkel etwa sieben bis acht Zentimeter zur Seite. An der Stelle knuffen Sie sanft in einem großen Kreis, bis Sie eine empfindliche Stelle finden. Der wunde Punkt liegt etwa dort, wo Cowboys in Filmen typischerweise getroffen werden. Es ist ein Gebiet lymphatischer Stauung, daher die Empfindlichkeit. Der Fachterminus für diesen Punkt ist neurolymphatischer Reflexpunkt.

Wenn es Ihnen schwer fällt, den wunden Punkt zu lokalisieren, weil die Stelle bei Ihnen nicht empfindlich oder wund ist, dann machen Sie sich keine Sorgen, er ist bei jedem ein wenig anders gelegen. Nehmen Sie entweder die Stelle, die bei Ihnen emp-

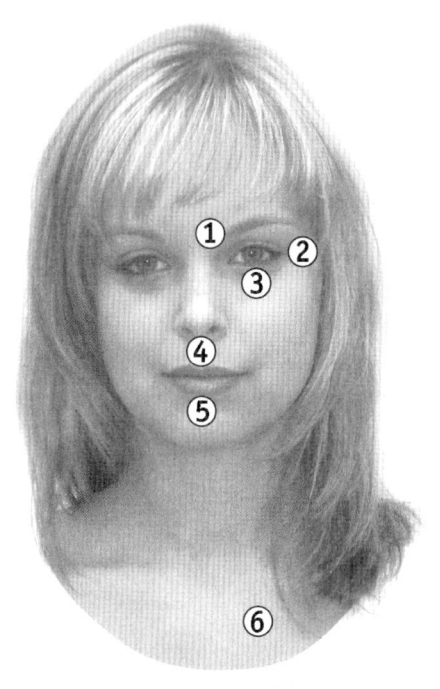

W wunder Punkt
1 Augenbraue
2 neben dem Auge
3 unter dem Auge
4 unter der Nase
5 unter dem Mund
6 unter dem Ende
   des Schlüsselbeins
7 unter dem Arm

findlich ist, oder die ganze Fläche, indem Sie mit der flachen Hand in großen Kreisen reiben. Alternativ können Sie auch auf den Karate-Punkt* klopfen, wenn Sie wollen.

Die Sieben-Punkte-Klopffolge

Als nächstes werden nun die Klopfpunkte der Reihe nach angesprochen (Name des zugehörigen Meridians in Klammern):

1 am nasenwärtigen Ende der Augenbraue (Blase)
2 leicht unterhalb des anderen Endes der Augenbraue, seitlich des Auges (Gallenblase)
3 etwa zweieinhalb Zentimeter unter der Mitte des unteren Augenlids (Magen)
4 in der Mulde unter der Nase (Gouverneuer)
5 in der Mulde zwischen Mund und Kinn (Zentral)
6 neben der Mulde unter dem Kehlkopf befindet sich auf beiden Seiten das Ende eines der beiden Schlüsselbeine; klopfen Sie direkt unterhalb eines dieser Enden (Niere)

*s. S. 49

7 unter der Achselhöhle, an der Seite des Körpers, etwa in Höhe der Brustwarze (in der Mitte des BH-Bandes für Frauen) (Milz, Bauchspeicheldrüse)

Die kurze Sequenz mit sieben Punkten ist bei den meisten Problemen hinreichend. Die Allzweck-Sequenz mit zwölf Punkten und der Neun-Gamut-Folge* (lange Sequenz) dient zur allgemeinen Aktivierung der Energie und hilft, wenn man feststeckt, oder bei Problemen, die intensivere Behandlung erfordern.

Klopftechnik

▷ Nehmen Sie Zeige- und Mittelfinger Ihrer dominanten Hand.

▷ Klopfen Sie jeden Punkt sieben- bis zehnmal. Achten Sie nicht zu sehr darauf, wie oft Sie die Punkte tatsächlich klopfen. Es ist wichtiger, beim Klopfen das Problem zu fokussieren, als mitzuzählen.

▷ Das Klopfen sollte stark genug sein, um es zu fühlen,

---

*gamut: Noten-, Tonskala; *to run the whole gamut of emotions:* die ganze Skala der Gefühle durchlaufen; *Anm. d. Ü.*

aber nicht so heftig, dass es weh tut. Ein leichtes Klopfen genügt vollkommen.

▸ Jede Seite des Körpers oder Gesichts ist in Ordnung.

▸ Jede Hand kann genommen werden oder beide. Viele machen sich Gedanken darüber, nur auf einer Körperseite zu klopfen, und möchten das balancieren, indem sie auch die andere Seite klopfen. Weil die Meridiane in beiden Körperhälften identisch sind, ist das nicht notwendig, aber wenn Sie es tun wollen, ist das in Ordnung. Sie sollten nur wissen, dass es nicht notwendig ist, um eine Wirkung zu erzielen.

EFT ist eine sehr robuste und tolerante Technik. Sie wird in der Regel auch funktionieren, wenn Sie die Punkte nicht genau treffen oder die Reihenfolge ändern.

Einstudieren der Technik

Lokalisieren Sie zunächst die Punkte mit Hilfe der Abbildung und der Beschreibungen auf den Seiten 34 ff möglichst genau. Später müssen Sie dann nicht mehr so genau darauf achten, um gute Ergebnisse zu erzielen. Wenn Sie mit der Klopffolge wirklich vertraut sind, ist es im allgemeinen in Ordnung, nahe den Punkten zu landen.

Wenn Sie ein Punkt besonders anspricht oder wenn er sich mächtig anfühlt, können Sie länger bei ihm verweilen, um eine größere Wirkung zu erzielen.

Wenn eine Klopfsequenz durchlaufen ist, nehmen Sie einen tiefen Atemzug. Das unterstützt den Fluss der Energie. Dann betrachten Sie kurz, wie Sie sich bezüglich des Problems fühlen, und beurteilen, wie intensiv es ist. Machen Sie eine weitere Klopffolge, so lange Sie eine Intensität fühlen – oder so lange Sie Zeit haben. Bitte beachten Sie, dass manche Probleme eine Anzahl von Klopfsitzungen erfordern können, bis eine vollständige Auflösung erreicht ist.

Was müssen Sie über die Worte wissen?

Denken Sie immer daran, dass dies nicht wirklich eine psychologische Methode ist, auch wenn es bei vielen eine große psychische Wirkungen hat. Es ist eine Körperenergie-Technik, und deshalb ist es nicht wichtig, schlau zu sein oder viele Worte zu machen und psychologisches Denken einzusetzen. Die besten Ergebnisse werden erzielt, wenn die negativen Gefühle oder Reaktionen stark sind – aber natürlich nicht überwältigend. Sie nur wage zu empfinden, ist hinreichend.

Seien Sie bezüglich des Problems, für das Sie Hilfe suchen, so genau wie möglich. Wenn es beispielsweise ein negatives Gefühl ist, dann lokalisieren Sie die Stelle im Körper, wo Sie es empfinden, und bestimmen seine Intensität.[*] Belastende Gedanken beziehen sich oft auf eine Person, ein Ereignis oder eine Zeit, sowie eine besondere Angst.

*s. S. 59

Eröffnungsaussage

Die Eröffnungsaussage hat immer die gleiche Form:

Auch wenn ich [Problem/Gefühl] habe/bin, bin ich ein guter Mensch.

Ich liebe und akzeptieren mich von ganzem Herzen, auch wenn ich [Problem/Gefühl] habe/bin.

[Problem/Gefühl] kann eine Sorge sein, eine Empfindung, eine Angst oder irgendeine andere Emotion oder Vorstellung.

Wir empfehlen, diesen Satz laut zu sprechen, um die Wirkung zu verstärken. Vielleicht ist es für Sie aber auch hilfreicher, das, was dieser Satz anspricht, still zu imaginieren.

Sie sprechen die Eröffnungsaussage dreimal, während Sie den wunden Punkt reiben. Wir verwenden die Worte, um das Problem darzustellen. Die Worte erkennen an, dass wir ein Problem haben, und zeigen gleichzeitig die positive Alternative – auch wenn das manchmal nicht zu passen scheint. Wir können ein Problem haben, ohne ein schlechter Mensch zu sein. Wir können uns wie ein schlechter Mensch fühlen und müssen uns diese Überzeugung trotzdem nicht vollkommen zu eigen machen. In unserer Psyche und in unseren Worten können die negativen und die positiven Aspekte des Lebens gleichzeitig existieren. Tatsächlich ist es ein wesentlicher Teil unseres Menschseins, dass wir Geschöpfe mit vielen Gesichtern sind.

Wenn Sie sagen: *Ich akzeptiere mich;* dann tun Sie es in dem Augenblick tatsächlich, auch wenn Sie es nicht glauben. Wenn Sie sagen: *Ich bin ein wunderbarer Mensch;* dann gibt es vielleicht einen Teil, der wegen irgendeiner aktiven negativen Überzeugung automatisch erwidert, dass Sie es nicht sind.

Was immer Sie als Eröffnungsaussage verwenden, es ist keine übliche Affirmation. Eine gewöhnliche Affirmation ist eine ausschließlich positive Aussage, während die Eröffnungsaussage auch auf das Negative aufmerksam macht. Etwas Negatives zu sagen oder daran zu denken, macht das Problem im EFT-Prozess nicht schlimmer. Vielmehr nimmt sich das Klopfen der angesprochenen negativen Energie an. Die Behandlung nimmt starken Einfluss auf das Negative, was ein Grund dafür ist, warum diese Methode so sicher wirkt.

Sie können sogar sagen: *Ich akzeptiere mich, auch wenn es mir schwer fällt, mich zu akzeptieren;* oder: *Ich liebe und akzeptiere mich von ganzem Herzen, auch wenn ich mich nicht akzeptiere.*

Erinnerungssatz

Sie sprechen den Erinnerungssatz jedes Mal, wenn Sie einen Punkt klopfen. Der Erinnerungssatz ist eine Kurzfassung des Problems, das Sie anvisieren. Das kann zum Beispiel sein: *dieses Gefühl im Magen;* oder: *diese Spinnenangst.* Der Satz dient als Aufhänger, der dem Geist zu fokussieren hilft, während Sie klopfen.

Es ist das beste, auf eine bestimmte Sache zu fokussieren und nicht auf alle Probleme zusammen. Dadurch erlangen Sie eine markantere Entspannung und die Wirkung der EFT wird nicht verwässert.

Was geschieht, wenn eine Klopfrunde abgeschlossen ist?

Alle Klopfpunkte einmal abzuarbeiten, nennen wir eine Runde. Wenn Sie eine Runde durchlaufen haben, sollten Sie überprüfen, wie Sie sich mit dem behandelten Problem nun fühlen. Dazu ist es hilfreich, die Intensität der Emotion einzustufen.[*]

Nachdem Sie die zweite oder dritte Runde für ein Problem durchlaufen haben, modifizieren Sie die Eröffnungsaussage und den Erinnerungssatz, um zu berücksichtigen, dass Sie nun das Restproblem angehen. Wenn Sie beispielsweise eine Spinnenphobie behandeln, haben Sie in der ersten Runde vielleicht auf »diese Spinnenangst« fokussiert. In nachfolgenden Runden machen Sie daraus »verbleibende Spinnenangst«. Tun Sie das auch dann, wenn sich die Intensität anscheinend nicht merklich verringert hat.

In den Jahren, die wir nun schon mit EFT arbeiten, haben wir festgestellt, wenn Sie die negativen Aspekte

[*] s. S. 59

eines Problems herausstreichen, *während Sie fortgesetzt klopfen,* wird das Ergebnis wesentlich besser, als wenn Sie denken, alles würde gut. Das ist merkwürdig, aber wahr. Nach der EFT-Behandlung werden Ihre positiven Affirmationen und Wünsche viel eher Früchte tragen, weil Sie nicht mehr blockiert sind.

Es mag nötig sein, dass Sie diese Technik ein paar Wochen lang anwenden, bevor Sie die positiven Auswirkungen in ganzer Tragweite spüren. Tatsächlich stellen viele fest, dass in den behandelten Bereichen sehr schnell Ergebnisse eintreten. Probleme, die der üblichen »positiv denken«-Anweisung jahrelang widerstanden haben, können mit FFT nicht selten schnell überwunden werden.

Anwendung der kurzen EFT-Sequenz

Die Kurzsequenz besteht aus zwei Teilen:

1 Eröffnungsaussage mit dem wunden Punkt
2 Erinnerungssatz mit den sieben Klopfpunkten

Es ist vielleicht der beste Weg, die Vorgehensweise an einem Beispiel zu erklären. Nehmen wir an, Sie haben Angst, vor Publikum zu sprechen. Die Vorstellung, vor einer Zuhörerschaft zu stehen, macht Ihnen extreme Angst.

Identifizieren Sie zunächst die Empfindung und stufen die Intensität ein. Wir verwenden eine Skala von 0 bis 10, wobei 0 keine und 10 die höchste Intensität meint. Nehmen wir an, Ihre Bewertung sei 9.

Als nächstes formulieren Sie die Eröffnungsaussage:

Ich liebe und akzeptiere mich von ganzem Herzen, auch wenn ich Angst habe, vor Publikum zu sprechen.

Wiederholen Sie diese Aussage dreimal, während Sie den wunden Punkt reiben oder den Karate-Punkt klopfen.

Anschließend klopfen Sie nacheinander die sieben Punkte, während Sie mit Ihrem Denken und Empfinden bei der Angst bleiben. Wenn Sie bei jedem Punkt, den Sie klopfen, den Erinnerungssatz wiederholen: *diese Angst, vor Publikum zu sprechen,* hilft Ihnen das,

Körper und Geist auf das Problem eingestimmt zu halten.

Dann beginnen Sie mit dem Klopfen, indem Sie sieben- bis zehnmal den Augenbrauen-Punkt klopfen und dann die weitere Folge durchlaufen: neben dem Auge, unter dem Auge, unter der Nase, unter dem Mund, unter dem Ende des Schlüsselbeins, unter dem Arm. Bleiben Sie die ganze Zeit mit Ihrer Aufmerksamkeit bei dem Problem und wiederholen den Erinnerungssatz. Wenn Sie ein starkes Bild oder Empfinden haben, müssen Sie den Erinnerungssatz nicht unbedingt wiederholen, solange Ihre Aufmerksamkeit bei der belastenden Empfindung und/oder den Bildern bleibt, während Sie die Klopffolge abarbeiten.

Wenn Sie alle sieben Punkte geklopft haben, atmen Sie tief durch und prüfen dann, ob sich die Intensität Ihrer Empfindung verändert hat. Danach machen Sie mit den verschiedenen Aspekten des Problems so lange auf die gleiche Weise weiter, bis die Belastung vollkommen aufgelöst ist. Gewöhnlich bedeutet das einfach nur, weiter mit dem Angstgefühl zu klopfen, bis es restlos verschwunden ist. Es kann aber auch bedeuten, auf verwandte Gefühle, Ereignisse aus unserem Leben, körperliche Empfindungen oder zugrunde liegende Überzeugungen zu stoßen, die mit dem Problem zu tun haben und ebenfalls behandelt werden müssen. Wie man sich durch solche Aspekte hindurchbewegt, wird später genauer erklärt. Merken Sie sich jetzt einfach nur, dass mit allem geklopft werden sollte, was in Bezug auf das Problem in Ihrem Körper oder Ihrer Psyche in Erscheinung tritt.

Zusätzliche Punkte der langen Klopffolge

Die Zwölf-Punkte-Klopffolge enthält fünf zusätzliche Punkte auf der Hand. Außerdem wird bei einer Zwischensequenz der Gamut-Punkt geklopft.

8 Daumen-Punkt, in der außen liegenden Ecke des Nagelbetts (Lunge)
9 Zeigefinger-Punkt, an der entsprechenden Stelle (Dickdarm)

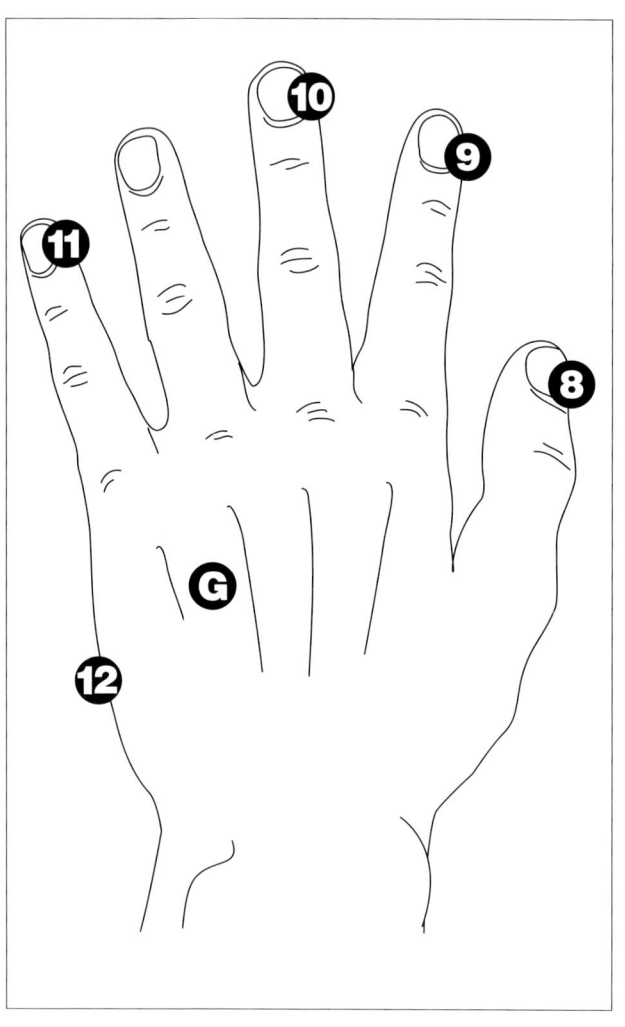

10 Mittelfinger-Punkt, an der entsprechenden Stelle (Kreislauf, Sexualität)

11 Kleiner-Finger-Punkt, an der entsprechenden Stelle (Herz)

12 Karate-Punkt, auf der Handkante, etwas höher als die Mitte zwischen Handgelenk und dem Ansatz des kleinen Fingers (Dünndarm)

G Gamut-Punkt auf dem Handrücken. Machen Sie eine Faust, legen einen Finger in die Mulde zwischen den Knöcheln des kleinen und des Ringfingers und streichen in der Rinne etwa einen Zentimeter Richtung Handgelenk (Schilddrüse, dreifacher Erwärmer)

Die Neun-Gamut-Sequenz

Diese Sequenz stärkt die Organisation des Gehirns durch abwechselnde Stimulation der linken und rechten Gehirnhälfte. Deshalb ist diese Anforderung so ungewöhnlich. Während Sie diese neun verschiedenen Dinge nacheinander tun, klopfen Sie fortgesetzt den

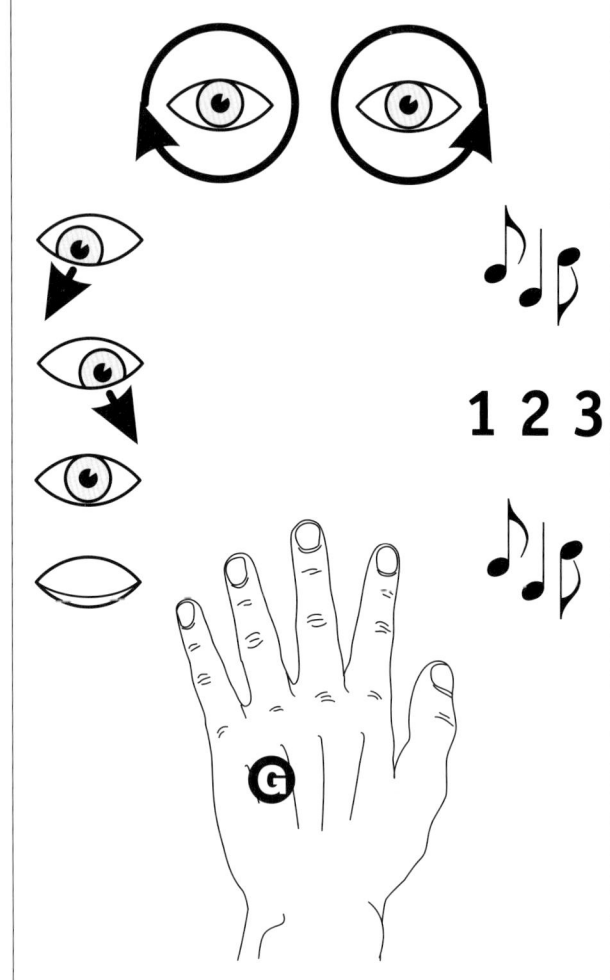

Gamut-Punkt. Bei den Augenbewegungen soll der Kopf nicht bewegt werden:

1 Augen schließen
2 Augen öffnen
3 Augen scharf nach unten rechts
4 Augen scharf nach unten links
5 Augen in großem Kreis rollen
6 Augen in der Gegenrichtung rollen
7 eine Melodie summen, etwa fünf Sekunden
8 laut bis 5 zählen
9 noch einmal für fünf Sekunden summen

Anwendung der erweiterten EFT-Sequenz

Die lange Klopffolge, für die man nur etwa 60 bis 90 Sekunden benötigt, besteht aus vier Abschnitten:

1 den wunden Punkt reiben mit Eröffnungsaussage
2 Abfolge von zwölf Klopfpunkten mit Erinnerungssatz

3 Neun-Gamut-Sequenz

4 eine zweite Runde mit den zwölf Klopfpunkten und Erinnerungssatz

Praktisch sieht das so aus: Identifizieren Sie zunächst das Problem, an dem Sie arbeiten wollen. Lassen Sie uns annehmen, es ist wie zuvor die Angst, vor Publikum zu sprechen. Beginnen Sie wie bei der Kurzsequenz damit, die mit dem Problem verbundene Empfindung zu lokalisieren und einzustufen, wie stark genau die Empfindung in dem Augenblick ist. Verwenden Sie eine Skala von 0 bis 10, wobei 0 keine und 10 die schlimmstmögliche Stärke meint. Nehmen wir wieder an, die Stärke sei 9.

Formulieren Sie als nächstes die Eröffnungsaussage so, wie Sie es bei der Kurzsequenz getan haben:

Ich liebe und akzeptiere mich von ganzem Herzen, auch wenn ich Angst habe, einen Vortrag zu halten.

Bitte beachten Sie, dass dies auf sehr verschiedene Weise formuliert werden kann. Außerdem hängt die Aussage davon ab, was Sie wahrnehmen, wenn Sie an

Ihr Problem denken. Statt »diese Angst, einen Vortrag zu halten« kann es auch sein, dass Ihre Aufmerksamkeit bei »dieser Spannung in meinem Bauch« ist.

Wiederholen Sie die Eröffnungsaussage dreimal, während Sie den wunden Punkt reiben oder den Karate-Punkt klopfen. Dann klopfen Sie jeden der zwölf Punkte, wobei Sie bei Ihrer Angst bleiben. Dabei kann es hilfreich sein, einen Erinnerungssatz zu wiederholen wie: »Diese Angst, einen Vortrag zu halten.« Die Abfolge der Punkte ist: Augenbraue, neben dem Auge, unter dem Auge, unter der Nase, unter dem Mund, unter dem Ende des Schlüsselbeins, unter dem Arm, Daumen, Zeigefinger, Mittelfinger, kleiner Finger, Karate-Punkt.

Bleiben Sie bei jedem Punkt auf Ihr Problem fokussiert oder wiederholen Sie den Erinnerungssatz. Wie schon erwähnt, ist es nicht notwendig, den Erinnerungssatz zu wiederholen, wenn Sie ein starkes Bild oder eine starke Empfindung haben, so lange Sie nur ihre Aufmerksamkeit bei den belastenden Gefühlen und/oder Bildern haben, während Sie die Klopffolge abarbeiten.

Als nächstes durchlaufen Sie die Neun-Gamut-Sequenz. Während Sie fortgesetzt den Gamut-Punkt klopfen, machen Sie folgendes: Augen schließen, Augen öffnen, Augen scharf nach unten rechts (halten Sie den Kopf aufrecht, bewegen Sie nur die Augen), Augen scharf nach unten links, Augen im Kreis rollen, Augen in der Gegenrichtung rollen, eine kurze Melodie summen, bis 5 zählen und erneut eine kurze Melodie summen.

Denken Sie daran, die ganze Zeit auf den Gamut-Punkt zu klopfen. Anfangs mag es schwierig sein, all dies zu koordinieren. Machen Sie sich keine Sorgen. Ihre Ausdauer, die Technik zu erlernen, wird sich vielfach auszahlen.

Nachdem Sie die Neun-Gamut-Folge durchlaufen haben, schließen Sie eine weitere Runde mit den 12 Punkten an, wobei Sie sich wieder auf Ihre Angst oder Ihr Problem einstimmen: Augenbraue, neben dem Auge, unter dem Auge, unter der Nase, unter dem Mund, unter dem Ende des Schlüsselbeins, unter dem Arm, Daumen, Zeigefinger, Mittelfinger, kleiner Finger, Karate-Punkt.

Wenn Sie mit dem Klopfen der Punkte fertig sind, atmen Sie tief durch und prüfen, ob sich Ihr Empfinden verändert hat.

Wenn Sie noch eine restliche emotionale Belastung spüren, machen Sie einen weiteren Durchlauf mit der »verbleibenden Empfindung«, und auf diese Weise machen Sie so lange weiter, bis Ihr Empfinden der Last bei 0 angekommen ist. Wenn Ihnen zwischendrin andere Aspekte der betreffenden Angelegenheit oder andere Probleme und Empfindungen bewusst werden, dann durchlaufen Sie auf dieses neue oder verwandte Problem eingestimmt eine Klopfrunde. Räumen Sie so viel von Ihrem emotionalen Ballast aus, wie Sie nur können! Geben Sie sich mit nichts zufrieden außer völliger Freiheit. Das ist Ihr Geburtsrecht.

Wie oft sollte man klopfen?

Die Antwort auf diese Frage ist tatsächlich: So viel, wie Sie wollen, dass es Ihnen besser geht. Nehmen Sie diese Methode in Ihren Tagesablauf auf, zum Beispiel sechs- bis zehnmal pro Tag oder nehmen Sie sich mehrmals pro Woche Zeit für eine 15- bis 20-minütige Sitzung.

Angst nicht ertragen, sondern behandeln

Die Vorstellung ist verbreitet, Angst solle man ertragen und einfach weitermachen. Bei EFT sagen wir, es ist nicht notwendig, Torturen zu erleiden. Wenn wir EFT anwenden und uns auf die Angst einstimmen oder sie fokussieren, um sie zu behandeln, ist es nicht einmal notwendig, das auf besonders intensivste Weise zu tun. Gewöhnlich genügt es, einfach daran zu denken.

Wenn Sie Ihre Angst behandelt haben, ist es verlockend, sie auszutesten und sich mit Angst auslösenden Situationen zu konfrontieren, auch wenn noch eine gewisse Intensität vorhanden ist. Wir meinen, das sollte man nicht tun. Machen Sie lieber mit dem EFT-Prozess weiter, bis die Intensität in allen Aspekten des Problems auf 0 ist.

Wenn Sie sich von Ihren Ängsten befreit haben, können Sie Ihre Entscheidungen aus einer Position innerer Ruhe heraus treffen.

Wie kann der Fortschritt gemessen werden?

Intensität

M it Intensität ist gemeint, wie Sie sich bezüglich des Problems fühlen, wenn Sie darauf fokussieren. Es ist eine einfache Methode, Ihren Fortschritt zu messen. Dabei geht es um die Stärke der Emotionen, nicht, wie Sie darüber denken. Die Einstufung dient der Klärung Ihrer Gefühle. Sie bewerten die Intensität Ihres Problems oder Ihrer Empfindung mit einer Zahl von 0 bis 10. Dabei bedeutet 0 keine und 10 die höchste Stärke. Sie drücken damit den Grad der Belastung aus, die *in diesem Augenblick* von dem Problem für Sie ausgeht.

Wenn Sie die Wirkung von EFT feststellen wollen, ist es wichtig, den *Gedanken* vom *Gefühl* zu trennen. Wir fragen nach einer Behandlung oft:

Wenn Sie jetzt an das denken, was Sie bedrängt, wie sehr regt es Sie auf? Nicht der Gedanke daran, der sich vielleicht gar nicht geändert hat, aber wie stark reagieren Ihre Gefühle?

Dabei zeigt sich oft ein überraschender Unterschied, weil der Gedanke unverändert ist, die Hitzigkeit der mit dem Problem verbundenen Emotion aber viel geringer.

Wenn EFT gut läuft, werden Sie feststellen, dass die Intensität durch das Klopfen der Punkte zurückgeht und dass Sie anschließend nicht mehr den gleichen Grad von Belastung feststellen. Das ist bei dieser Methode normal. Wenn Sie EFT anwenden, sollten Sie diese Verringerung der Intensität bei den meisten der üblichen Alltagsängste erleben.

Wenn Ihre Einstufung der Intensität gering ist, wenn Sie das Problem also nicht besonders belastet, dann bedeutet das nicht, dass Sie nicht daran arbeiten können, es bedeutet lediglich, dass Sie es im Augenblick nur gering empfinden. Das ist gut, wir wollen keine

Dramen, sondern nur einen mentalen Aufhänger für das Problem, während Sie mit der Klopftechnik daran arbeiten.

Wenn Sie bei einer Angst unterschiedliche Aspekte wahrnehmen, dann beginnen Sie mit dem intensivsten, weil Sie dann insgesamt ein besseres Ergebnis erlangen werden. Genauso ist es bei Ereignissen oder Verletzungen. Wählen Sie den stärksten Aspekt aus, um daran als erstes zu arbeiten.

In der Regel sollten Sie die Intensität auf einen geringen Wert wie 2, 1 oder 0 zurückführen, besonders körperliche Empfindungen von Spannung wie Herzklopfen, Schmetterlinge im Bauch, eingeschnürte Kehle und ähnliche. Es kann sein, dass weiterhin belastende Bilder oder Gedanken aufsteigen, wichtig ist aber festzustellen, von welcher emotionalen Intensität dies begleitet wird. Es geht nicht darum, was sie womöglich künftig auslösen werden, sondern welche Intensität *genau jetzt* bewirkt wird.

Man kann denken, das Problem habe sich gar nicht verändert, weil diese Bilder oder Gedanken noch immer hochkommen. Aber die Bilder und Gedanken selbst sind nicht von Bedeutung, sondern allein die Intensität, die sie in uns hervorrufen. Unsere Klienten sind oft überzeugt, Ihr Problem würde noch bestehen, weil sie es weiterhin ärgerlich finden. Tatsächlich aber ist ihr Problem gelöst, weil die Bilder der Situation nicht mehr belastend sind. Wenn sie später tatsächlich mit der vormals belastenden Situation konfrontiert sind und trotzdem keine Intensität auftritt, sind sie überrascht.

Die generalisierende Wirkung

Die generalisierende Wirkung ist eine wunderbare Zugabe bei der EFT-Technik. Gemeint ist damit folgendes: Wenn Sie EFT auf einige große Themen anwenden oder wenn Sie die Technik regelmäßig für eine gewisse Zeit praktizieren, ein paar Wochen vielleicht, können sich die Auswirkungen auf andere emotionale Probleme ausdehnen. Wenn Sie zum Beispiel unter einer großen Anzahl traumatischer Erfahrungen gelitten haben und

wenn Sie EFT auf einige der intensivsten davon anwenden, werden sich die anderen typischerweise nicht
mehr so intensiv anfühlen, obwohl Sie die Technik nicht
direkt auf sie angewendet haben. Das zu erleben, ist
sehr aufmunternd, besonders für Menschen, die in ihrer
Vergangenheit viele schlechte Erfahrungen gemacht
haben und deshalb glauben, Erleichterung zu finden,
würde erhebliche Zeit und Mühe kosten. Aber in der
Regel ist das überhaupt nicht so. Die Mühe, die Sie
sich am Anfang geben, macht sich wirklich bezahlt,
und die Wirkung dehnt sich in andere Bereiche Ihres
Lebens aus.

Nach ein paar Wochen regelmäßigen Übens entwickelt sich ein wunderbares Gefühl von Leichtigkeit. Wenn
Sie EFT auf negative Emotionen anwenden und dabei
Entspannung erfahren und die ›Verschiebung‹ bemerken, wird sich auch der generalisierende Effekt bald einstellen. Der Haufen kleiner Alltagsprobleme erscheint
einem dann viel unbedeutender. Plötzlich stellen wir
fest, dass wir ohne große Angst und Sorgen durchs
Leben schlendern können. Das ist sehr belebend.

▨ *Teilen Sie es!*

Wenn Sie mit EFT erst einmal gute Ergebnisse bei Ihren eigenen Anliegen erzielt haben, dann sollten Sie Ihr Glück unbedingt teilen! Bevor Sie das tun, empfehlen wir allerdings, ein paar Runden für Ihre Ängste bezüglich der Veränderung von Menschen zu klopfen. Wenn wir nämlich von EFT erzählen, innerlich aber gar nicht den Wunsch haben, dass sich andere verändern, kann denen das im Weg stehen, gute Ergebnisse mit der Methode zu erzielen.

Ist die Heilung vollständig?

*E*FT ist sehr leicht zu erlernen, so einfach tatsächlich, dass viele nicht glauben wollen, was die Methode bei regelmäßiger Anwendung alles für sie tun kann. Natürlich ist es ausgesprochen lohnend, mit dieser Technik lebenslange Phobien und alte Traumata oder Verletzungen aufzulösen. Doch wie tiefgreifend dies auch sein mag, gibt es keinen Grund, sich damit zu begnügen. Hören Sie nicht eher auf, bis Sie vollkommene Freiheit erreicht haben. Genauso wie Sie nicht zufrieden sein sollten, wenn einige Aspekte einer Phobie zurückbleiben, sollten Sie auch nicht zufrieden sein, solange Sie andere unerlöste oder teilerlöste Probleme haben.

Es kommt immer wieder vor, dass uns ehemalige Klienten einige Zeit nach der Behandlung wegen eines anderen Problems um einen Termin bitten. Wir fragen dann immer, ob sie schon in Erwägung gezogen hätten, selbst EFT darauf anzuwenden. Sie antworten dann oft ganz erstaunt: »O ja, das könnte ich versuchen.« Die das versuchen machen in aller Regel die Erfahrung, dass es wirkt. Natürlich haben manche auch ernsthaftere Probleme, welche die konzentrierte Aufmerksamkeit einer therapeutischen Sitzung erfordern.

Wir empfehlen, dass Sie mit dieser Technik so weit gehen, wie es Ihnen möglich ist. Streben Sie völlige Befreiung in allen Bereichen an, auf die Sie EFT anwenden. Geben Sie sich nicht mit weniger zufrieden. Denken Sie daran: Es ist wichtig,

- das Ergebnis zu überprüfen.
- nach allen möglichen Aspekten zu sehen, die eine Intensität bei Ihnen verursachen.
- ausdauernd zu sein.
- die Technik auch auf andere Bereiche und Probleme anzuwenden.

Gary Craig sagt:
»Versuch es bei allem und sei ausdauernd!«

Der Umgang mit Aspekten

Was ist, wenn Sie korrekt klopfen und die empfunde-
ne Intensität steigt trotzdem an? Es bedeutet, dass ein
anderer Aspekt des Problems in Ihre Psyche eingetreten
ist. In einem solchen Fall beginnen wir von vorn und
behandeln den neuen Aspekt (als Teil des Problems).
Es ist gut, Gedanken und Empfindungen nachzuspü-
ren, die mit einem solchen Wechsel verbunden sind.
Probleme haben gewöhnlich verschiedene Aspekte und
wir können im voraus nicht sagen, wie viele es sind.
Wenn es sehr viele sind, besteht die Lösung darin, EFT
mit großer Ausdauer auf jeden dieser Aspekte anzuwenden. Es wird hilfreich sein zu erörtern, was wir mit
Aspekten meinen.

Empfindungen

Aspekte können eine Menge verwandter Empfindungen sein. Wir können beispielsweise einer Situation
wegen Angst empfinden. Gleichzeitig können wir
verlegen und wütend über uns sein, weil wir diese

Empfindungen haben. Diese verwandten Empfindungen sind Aspekte des Problems. Es ist wahrscheinlich, dass jede einzelne dieser Empfindungen behandelt werden muss, damit Sie vollständige Erleichterung erfahren. Das ist gewöhnlich nicht schwer, erfordert aber, dass jede negative Empfindung, die Sie mit dem Problem verbinden, identifiziert wird, um dann den EFT-Prozess darauf anzuwenden. Es erfordert Aufmerksamkeit, aber man muss dafür kein Psychologe sein oder jede Empfindung mit einem Begriff bezeichnen können.

Ereignisse

Aspekte können eine Menge verwandter Ereignisse sein. Sie können mit dem Problem, das Sie behandeln, verschiedene Erfahrungen verbinden. Dann muss jede dieser Erfahrungen (und die damit verbundenen Empfindungen) mit EFT behandelt werden, um vollständige Erleichterung zu erreichen. Wenn die Menge der verwandten Ereignisse sehr groß ist, dann denken Sie an die gute Nachricht, dass eine gründliche Behandlung von einigen gewöhnlich bedeutet, dass sich die Wirkung auf die anderen ausdehnt (generalisiert).

Gedanken und Überzeugungen

Aspekte können eine Menge verwandter Gedanken und Überzeugungen sein. Das Thema der Überzeugungen werden wir getrennt behandeln. Oft liegen unbewusste Überzeugungen zugrunde, die uns dabei im Wege stehen, das Problem zu lösen, ohne dass wir uns dessen immer bewusst sind. Manche dieser Überzeugungen können uns aber auch sehr bewusst sein. Fragen Sie sich selbst: »Was denke ich über dieses Problem oder darüber, dieses Problem zu haben, oder meine Fähigkeit, dieses Problem zu überwinden?« Wenn Sie irgendwelche negativen oder beengenden Überzeugungen feststellen, dann wenden Sie EFT darauf an, indem Sie die formulierte Überzeugung wiederholen, während Sie die Klopfsequenz ausführen.

Körperempfindungen

Aspekte können eine Menge verwandter Körperempfindungen sein. Wenn wir EFT auf Empfindungen im Körper anwenden, dann stellen wir danach manchmal Empfindungen an anderen Stellen im Körper fest. Die Strategie ist dann, wie Gary Craig es nennt: »den Schmerz jagen«. Wenden Sie fortgesetzt EFT auf die wechselnden Körperempfindungen an, bis Sie vollständige Erleichterung empfinden.

Mischung

Aspekte können eine Mischung aller vorgenannten Möglichkeiten sein. Ein Klient hatte beispielsweise Angst, an den Strand zu gehen, weil er sich vor Haien fürchtete. Eine kurze Strecke im EFT-Prozess, die wir auf »Angst vor Haien« geklopft hatten, und der Klient bemerkte Schmerzen im rechten Knie. Also machten wir weiter, indem wir EFT auf »Schmerzen im rechten Knie« anwendeten. Dabei stellten sich Visionen von Schlangen und Echsen ein, vor denen sich der Klient ebenfalls fürchtete. Also machten wir mit EFT auf »Schlangen-

und Echsenangst« weiter und die Schmerzen im Knie kamen zurück. Wir wendeten EFT auf die Knieschmerzen an, die zurückgingen. Nach dieser kurzen Behandlung von etwa 15 Minuten konnte der Klient ohne Angst an den Strand gehen und hatte außerdem die verwandte Schlangen- und Echsenphobie behoben.

Die Methode, mit Aspekten umzugehen, ist also,

allem nachzugehen, was aufkommt, und mit dem EFT-Prozess nicht lockerzulassen.

Es kann schon mal vorkommen, dass wir in eine Emotion oder Situation ›hineinklopfen‹, die eine höhere Intensität hat, als die, mit der wir begonnen haben. Wenn Ihnen das geschieht, dann setzen Sie den Klopfprozess mit dieser neuen Emotion beharrlich fort, bis sie reduziert ist. Ein auf diese Weise zugrunde liegendes Problem zu finden, ist eine gute Sache, weil es uns die Gelegenheit gibt, eine große Portion unseres verborgenen Schmerzes und Leides aufzulösen.

Wie viel EFT-Behandlung ein bestimmtes Problem erfordert, lässt sich nicht vorhersagen. Manchmal stellen sich Ergebnisse erstaunlich schnell ein, gelegentlich nicht. Der gesunde Menschenverstand sagt uns, dass ein komplexes Problem viele Aspekte haben wird und deshalb eine Menge ausdauernden Klopfens erfordert. Eine ›einfache‹ Furcht oder Phobie sollte nur eine kurze Behandlung brauchen.

Klinische Erfahrungen haben gezeigt, bei schwerwiegenden Problemen können sich Hunderte von Aspekten zeigen. Etwa ein Dutzend davon umfassend mit EFT zu behandeln, kann einige Stunden erfordern. Doch die verbleibenden Aspekte sind dann im allgemeinen nicht mehr sehr bedrängend.

Denken Sie ›um das Problem herum‹. Wo immer Sie Ihre Reaktionen und Assoziationen hinführen, folgen Sie ihnen. Folgende Fragen können Ihnen vielleicht dabei helfen:

- Gibt es Leute, die mit diesem Thema verbunden sind?
- Wie war es das erste / schlimmste / letzte Mal, als Sie dies empfunden haben?

- Was regt Sie dabei ganz besonders auf?
- Was sagt Ihre Intuition über die Verbindungen zu diesem Problem?

Behandlungsbeispiel einer Angstreaktion

Es folgt das Protokoll einer EFT-Sitzung mit einer Frau – nennen wir sie Annemarie –, die unter Flugangst litt. Es soll Ihnen Anregungen geben, wie Sie Aspekte entdecken und ansprechen können, wenn Sie an Ihren eigenen Ängsten oder emotionalen Themen arbeiten.

Annemarie konnte fliegen, doch sie fühlte sich dabei elend und angsterfüllt. Das Problem hatte seinen Anfang vor einem Jahr in Folge eines stürmischen Fluges. Wir begannen damit, die körperliche Reaktion zu identifizieren, von der die Angst (der Gedanke an das Fliegen) begleitet wurde. Annemarie bemerkte ihr klopfendes Herz und bewertete dies mit einer 9.* Wir behandelten

*zur Erinnerung: 0 = überhaupt keine Intensität; 10 = das Schlimmste, was Sie empfinden können

dies mit drei Runden EFT, bis die Empfindung auf eine sehr geringe Intensität abgesunken war.[*]

Dann wendeten wir EFT auf die »verbliebene Empfindung« an. Nach zwei weiteren Sequenzen war die Intensität auf 2 und Annemarie erklärte, ihr Körper sei ruhig.

Als nächstes stellten wir uns den schlimmst möglichen Flug vor und durchliefen zwei EFT-Sequenzen, wonach sich die Intensität 2 ergab. Daraufhin übertrieben wir die Vorstellung ein wenig und durchliefen drei EFT-Sequenzen, was zur Intensität 3 führte. Die Methode der Übertreibung kann sehr hilfreich sein, um den Geist auf den intensivsten Aspekt der Angst zu richten und dann zu behandeln.

Danach betrachteten wir das aktuelle Angstereignis und nach zwei weiteren EFT-Sequenzen war die Intensität bei 1.

Wir suchten dann nach irgendeinem besonderen Aspekt, der die Angst auslöst, und klopften mit dem

---

[*]Auch wenn ich sage, »wir« behandelten dies, klopfte Annemarie natürlich selbst auf die Stellen ihres Körpers, genau so, wie Sie es bei sich selbst tun.

Gedanken: »Das Flugzeug stürzt ab«.. Nach drei EFT-Sequenzen mit diesem Aspekt war Annes Intensität bei 0 angekommen.

Wir machten weiter, die Angst auszutesten, indem wir Situationen in der Zukunft imaginierten. *Das zu tun ist sehr wichtig,* und in Annemaries Fall löste es eine gewisse Intensität aus, die durch zwei EFT-Sequenzen auf 1 reduziert wurde.

Im nächsten Schritt ging es darum, die Angst im Körper (elendes Gefühl) abzufragen. Nach einer EFT-Sequenz war die Intensität auf 0.

Danach überprüften wir das Thema Sicherheit, und Annemarie machte eine EFT-Sequenz auf den Gedanken: »Ich werde nicht sicher sein, bevor ich diese Angst überwunden habe.«

Wir überprüften das Thema: »es verdient haben«, und Annemarie sagte: »Ich habe es nicht verdient, diese Flugangst zu überwinden«, während sie eine weitere EFT-Sequenz durchlief.

Dann behandelten wir die Selbstvorwürfe mit: »Ich habe das Problem schon so lange und komme nicht besser damit zurecht.« Weil Annemarie einigen Ärger dabei verspürte, mussten wir zwei Sequenzen klopfen.

Mit einer allgemeinen Überprüfung kamen wir zum Ende. Annemarie konnte weder bei gegenwärtigen noch bei zukünftigen Aspekten irgendeine Intensität vermerken. Ihr Körper war vollständig ruhig. Sie hatte keinerlei Symptome mehr.

Annemarie bekam die Anweisung, EFT eine Woche lang zuhause anzuwenden und vor und während jedem Flug, falls notwendig. Das ist wichtig, um die Ruhe zu erhalten und mit der Angst vor dem Unbekannten umzugehen, der Unfähigkeit, an die Heilung zu glauben, bevor man die praktische Erfahrung macht.

Alles in allem haben wir 21 EFT-Sequenzen durchlaufen und die gesamte Behandlung brauchte 45 Minuten. Das Ergebnis war, dass Annemarie einen guten Flug ohne jegliche Angst, aber voller Staunen und Genugtuung hatte. Ein solches Ergebnis sollten Sie auch für sich erwarten, natürlich unter Berücksichtigung der Tatsache, dass unterschiedliche Probleme unterschiedliche Ausdauer erfordern, abhängig von verschiedenen Aspekten und verwandten Überzeugungen.

Es ist noch wichtig zu bemerken, dass die Versuchung besteht, die Behandlung zu beenden, wenn bei irgendeinem Aspekt der Angst ein Intensitätsgrad von 0 oder 1 erreicht ist. Viele unserer Klienten wären sehr glücklich gewesen, die Behandlung selbst bei einem höheren Grad zu beenden, wenn wir ihnen nicht klar gemacht hätten, dass sie noch weiter kommen können. Wenn man bei einer Angst an eine Intensität von 9 oder 10 gewöhnt ist, dann erscheint die Verringerung auf 5 schon wie ein Wunder und man kann sich vielleicht nur schwer ein noch besseres Ergebnis vorstellen.

Ein anderer Aspekt, den man aus dieser Behandlung ersehen kann, ist die Wichtigkeit, das Ergebnis zu überprüfen und wo auch immer nur möglich nachzuschauen, um weitere Aspekte aufzudecken, die mit dem Problem verwandt sind. Wir wollen sicher sein, wirklich alles zu bekommen. Alle Aspekte eines Problems zu identifizieren und allen gleichermaßen die Intensität zu nehmen, ist wichtig. Es sollte nicht dazu kommen, dass später noch etwas hoch kommt und Sie aus der Fassung bringt, weil Sie in der Behandlung nicht daran gedacht haben. Suchen Sie nach jedem möglichen und unmöglichen Aspekt, der Sie belastet, und behandeln ihn mit EFT. Machen Sie es ganz, geben Sie sich mit nichts Geringerem als vollkommener Freiheit zufrieden.

Worauf kann EFT angewendet werden?

Beziehungen und EFT

Hierbei besteht die allerwichtigste Hilfe, die uns EFT bietet, darin, mit Verletzungen umzugehen, die wir empfinden, wenn wir mit jemandem Streit haben, der uns nahe steht. Diese Gefühle sind an sich nicht falsch oder schlecht, aber sie sind sehr stark und führen schnell zum Verlust der Freundschaft. Wenn Sie solche Empfindungen, die Ihre Beziehung belasten können, behandeln, dann können Sie sich danach in einem beruhigten Zustand mit dem Konflikt auseinander setzen. In einer Ehe bedeutet dies, wirkungsvoll kommunizieren zu lernen, zu wissen, wie man seinem Partner helfen und gefallen kann, und Toleranz und Annahme aufzubauen.

Der stärkste Hinweis auf Eheprobleme
ist das schlechte Verhalten ständiger Kritik.

Wie erleben Beziehungen entsprechend unseren eigenen Überzeugungen und Wertvorstellungen – wie die Dinge sein sollten. Wenn es Spannungen gibt und wir uns kritisiert oder verletzt fühlen, dann brauchen diese Empfindungen vor allem anderen Erleichterung. Es wirkt sehr ausgleichend, die Empfindungen zu behandeln, wie sie kommen, ohne sie zu benennen oder zu beurteilen, indem man einfach wiederholt die EFT-Sequenz anwendet. Beschämtheit und Schuldsuche werden überbrückt, die doch nur in die Einsamkeit führen, selbst wenn es bei dem Thema ein Richtig und Falsch geben sollte. Gefühle haben eine solche Logik nicht.

Richten Sie Ihre Aufmerksamkeit auf Ihr körperliches Unwohlsein. Wo spüren Sie das Gefühl (wenn Sie die Stelle finden können)? Wenden Sie EFT schnell an. Wenden Sie es ausgiebig an. Wenden Sie es fortgesetzt an, bis Sie eine Veränderung und eine deutliche Erleichterung verspüren. Wenden Sie es an, selbst wenn Sie nicht genau wissen, was Sie tun. Es ist Ihre eigene tiefe Verletzung von vor langer Zeit, die Sie behandeln. Behandeln Sie sich selbst jetzt und zuerst, und sehen Sie, wie die Dinge danach stehen. Klopfen Sie beispielsweise mit »diesen Tränen«, »diesem Gefühl der Leere«, »dem Kummer im Bauch« oder »meinen Herzschmerzen«. Klopfen Sie mit den Worten, die gefallen sind, dem Ausdruck im Gesicht des Partners oder wie »blöde« sie sich fühlen, in dieser Lage zu sein.

Wenn wir die Verbindungen zu unseren Liebsten verloren haben, können wir Konflikte nicht lösen, uns nicht einmal darüber verständigen, bevor wir nicht diese primitiven Gefühle von Wut und Entsetzen in den Griff bekommen haben. Setzen Sie EFT bei all den schwierigen Gedanken und Enttäuschungen ein, die dem Zusammensein im Wege stehen, dem Zusammensein wie es war, als Sie ein Paar wurden. Kompromissbereitschaft zu erwerben und zu lernen, sich gegenseitig zu stützen, erfordert eine Menge positiver Empfindungen und Stärke. EFT hilft, den durch Ängste und Sorgen verursachten Energieverlust zu mindern. Natürlich können Sie EFT auch für Schwierigkeiten in anderen Beziehungen nutzen, wie der erweiterten Familie und dem Arbeitsplatz – solange Ihnen nur klar ist, dass Sie zu aller erst Ihre eigenen Reaktionen auf das, was vorgeht, behandeln.

Bleiben Sie sehr hartnäckig dabei, sich selbst zu helfen. Wenn diese Probleme leicht und schnell zu lösen wären, dann würden Sie und die ganze Menschheit sich nicht schon so lange damit herumschlagen.

Physische Probleme und EFT

EFT hat sich bei vielen physischen Problemen vielversprechend gezeigt, inklusive Kopfschmerzen, Magenbeschwerden, Hautproblemen, Stresshusten, Asthma und ganz allgemein stressbedingten Beschwerden. Überraschenderweise hilft EFT oft bei Befindlichkeiten, wo keine Ergebnisse erwartet werden, und besonders dort, wo die traditionelle Medizin nicht viele Möglichkeiten bietet. Dies schließt zum Beispiel chronische Erschöpfung ein, die Bewältigung von Verunstaltungen oder Reizungen und in einigen Fällen die Kontrolle der Prostata- oder Blasenfunktion. Sehr wenige Leiden haben sich als durch EFT nicht ansprechbar erwiesen.[*]

Gary Craig hat empfohlen, EFT bei allem zu probieren, und wir raten Ihnen nachdrücklich, es auch bei physischen Problemen und verwandten Beschwerden zu versuchen, mit dem Vorbehalt, dass Sie die physische Störung auch von einem Mediziner überprüfen lassen und die von ihm empfohlene Behandlung durchführen, während Sie EFT ergänzend einsetzen. Brust- und Herzschmerzen sollten *niemals* ignoriert und immer sofort medizinisch kontrolliert werden.

Nach unserer Erfahrung haben alle physischen Zustände eine psychische oder emotionale Komponente. Sie kann Ursache oder Folge sein, das ist nicht wichtig, entscheidend ist, dass diese Komponente von EFT sehr wirksam behandelt werden kann. Und wenn das getan wird, kann es auch wohltuende Veränderungen bei den physischen Problemen bewir-

[*] spezielle Ergebnisse unter www.emofree.com

ken. Wenn Ihr emotionaler Zustand verbessert wird, dann verfügen Sie über mehr Energie, um den Prozess der physischen Heilung zu unterstützen. Letztlich heilt sich der Körper selbst. Manchmal ist es aber nötig, dass wir dem Prozess nicht im Wege stehen. Wenn wir uns über physische Störungen sehr ärgern, kann das unsere Symptome verschärfen. Es ist ein guter erster Schritt in den Heilungsprozess, EFT auf die mit den physischen Problemen verbunden Emotionen anzuwenden.

In was für einem körperlichen Zustand Sie auch immer sind, beginnen Sie damit, mögliche physische Empfindungen zu identifizieren. Bei Beschwerden wie Kopfschmerzen ist das leicht. In diesem Fall richten Sie Ihre Aufmerksamkeit einfach auf den Ort des Schmerzes und führen EFT-Runden auf »diesen Schmerz« aus und dann auf »den verbliebenen Schmerz«, bis die Schmerzen abklingen. Möglicherweise können Sie keine vollständige Schmerzlösung erreichen, weil Schmerz die wichtige Botschaft enthält, dass etwas nicht in Ordnung ist. Im Fall einer physischen Störung kann physische

Behandlung notwendig sein, bevor eine umfassende Besserung möglich wird. Trotzdem sollten Sie erwarten, eine gewisse Schmerzlinderung zu erreichen, wenn Sie EFT einsetzen, und es ist gut mit der Anwendung fortzufahren, bis es so ist.

Wer viele Jahre mit Schmerzzuständen gelebt hat, ist hoch erfreut zu erfahren, dass diese Zustände durch Klopfen in ein paar Tagen deutlich verringert werden können. Sie sollten aber nie denken, mehr als Sie erreicht haben, sei nicht möglich. Wenn Ihr Schmerz anfangs beispielsweise die Intensität 9 hatte und auf 6 zurückgeführt worden ist, sollten Sie damit nicht aufhören. Gehen Sie immer davon aus, dass Sie mit Ausdauer in der Lage sind, größere Erleichterung zu finden, möglicherweise sogar vollständige Beseitigung der Symptome.

Wenn man an Schmerzen arbeitet, dann ist es hilfreich, sich geistig auf die exakte Stelle des Schmerzes einzustellen. Es ist also zum Beispiel besser auf »dieser Schmerz im rechten Knie« zu klopfen, als allgemein »dieser Schmerz«. Wenn Sie Schmerzen an verschiedenen Stellen haben, dann beginnen Sie mit der schmerzhaftesten.

Den Schmerz jagen

Bei der Anwendung von EFT macht man oft die Erfahrung, dass sich Ort und Art des Schmerzes verändern. Es ist wichtig, diesen Veränderungen zu folgen und EFT jeweils auf die neue Stelle und Art des Schmerzes anzuwenden. Es kann vorkommen, dass der Schmerz intensiver wird. Wenn das so ist, dann lassen Sie nicht nach. Gewöhnlich bringen eine oder zwei weitere Runden den entscheidenden Unterschied in Ihrem Allgemeinempfinden.

Emotionen identifizieren

Beginnen Sie damit, die Emotionen zu identifizieren, die das Problem begleiten. Was empfinden Sie dabei? Sind Sie frustriert? Fühlen Sie sich schwach? Was befürchten Sie, wohin das letztlich führen wird? Nicht selten verursacht das Klopfen auf diese emotionalen Zustände Veränderungen in Ihrem physischen

Erleben des Problems. Als nächstes erwägen Sie, was, wenn überhaupt, die emotionale Ursache des Problems sein könnte. Eine hilfreiche Frage, die Sie sich stellen können, ist: »Wenn dieses Problem eine emotionale Ursache hätte, was könnte es sein?«

Sie müssen nicht sicher sein, was es letztlich ausgelöst hat. Fragen Sie sich nur, was es gewesen oder was auf emotionale Weise damit verbunden sein könnte, und dann wenden Sie den Klopfprozess darauf an. Wenn Sie feststellen können, wann das Problem anfing, können Sie vielleicht bestimmte Ereignisse erkennen, auf die Sie den Klopfprozess anwenden können.

Wenden Sie EFT besonders bei chronischen Leiden täglich an. Einige Runden EFT auf die physischen Symptome verbunden mit ein paar Runden EFT auf die emotionalen Themen oder auf was immer Ihnen Sorgen macht, ist eine gute tägliche Verordnung.

Anwendung bei den eigenen Kindern

EFT für die eigenen Kinder zu nutzen, kann eine sehr lohnende Erfahrung sein – aber auch äußerst frustrierend. Es folgen drei Dinge, die ich[*] bei der Anwendung von EFT bei meinen eigenen und einigen Kindern meiner Klienten gelernt habe.

Erstens

Zunächst ist es wichtig, dass Sie auch selbst das Klopfen machen. Ich denke, darauf sollten Sie besonders bei jüngeren Kindern als erstes achten. Gewöhnlich sind die nämlich eng mit Ihnen verbunden und deshalb mit Ihren Empfindungen und Ihrem emotionalen Zustand in Resonanz (um festzustellen, wie sie sich fühlen werden). Wenn Menschen miteinander in Kontakt sind, werden Emotionen ausgetauscht, und Kinder sind oft wie Stimmgabeln für unsere emotionalen Zustände.

Ein Beispiel. Einen Abend hatte mein sechsjähriger Sohn Joshua Angst, allein in sein Zimmer zu gehen. Er

[*]Steve Wells

sagte mir, er befürchte, dort könnten Geister sein. Ich erklärte ihm, da wären keine Geister und das Licht sei auch noch an – die traditionelle lineare Logik von Eltern. Doch er weigerte sich. Ich sagte ihm, ich würde an ihm »das Klopfen« machen, damit er weniger ängstlich würde. Er antwortete, das Klopfen würde nicht funktionieren. Ich habe seinen Widerspruch ignoriert, weil es in der Vergangenheit auch unter Protest immer gut bei ihm funktioniert hat. Ich machte also weiter, indem ich seinen wunden Punkt rieb und sprach: »Auch wenn du Angst vor Geistern hast, bist du ein gutes Kind.«

Nach fünf Runden ohne Verminderung der Furcht ging ich in meiner Hilflosigkeit zu Plan B über: Konfrontationsbehandlung – nimm die Angst wahr und tue es trotzdem! Das Ergebnis war ein sehr trotziger kleiner Junge, der unter größtem Leid in sein Zimmer ging. Dem folgte ein weiterer Auftritt, als er ins Badezimmer ging, um seine Zähne zu putzen, und noch mehr Zeter und Geschrei beim Besuch der Toilette.

Ich fühlte mich wie ein Hornochse, dass ich meinen Sohn gezwungen hatte, so zu leiden. Ich ging für einen

Moment in mich und klopfte bei mir selbst. Nachdem ich ein wenig Abstand gewonnen hatte, ging ich zu ihm, setzte mich auf seine Bettkante und sprach mit ihm darüber, wovor er sich fürchte.

Weil ich mir nun keine Sorgen mehr seiner Angst wegen machte (oder deswegen frustriert war), stellte ich fest, dass ich ihm viel besser zuhören und die Behandlung auf seine speziellen Ängste ausrichten konnte. Er erzählte mir eine Szene aus einem Fernsehfilm mit einem Flugzeug voller Geistern. Nicht nur das Bild, auch die Dialoge hatten ihn belastet. Ich fragte, ob er darauf fokussieren könne, während er das Klopfen mache, und er stimmte zu. Als er das tat, erkannte ich, dass die gewisse Distanz, die ich jetzt hatte, Voraussetzung war, damit dies für ihn funktionierte. Ich muss von meinen eigenen negativen Emotionen bezüglich des Problems frei sein, um mit ihm an dem Problem arbeiten zu können. Vorher war meine Aufnahmebereitschaft durch meine Emotionen überschattet und das hatte sich auf ihn übertragen und einen Kurzschluss in unserem Zusammenwirken ausgelöst.

Ich bin überzeugt, dass wir die Möglichkeit positiver Ergebnisse ganz erheblich verringern, wenn wir voller Angst mit jemandem oder an jemandem klopfen. Deshalb klopfe ich immer mit, wenn meine Klienten klopfen. Ich will nicht, dass mein eigener Zustand ihren Heilungsprozess überlagert. Auf jeden Fall ist die Lehre aus dieser Geschichte, dass wir uns erst durch verschiedene Aspekte hindurcharbeiten konnten, als ich genug Respekt für meinen Sohn hatte, um ihn jedes Mal, wenn wir einen weiteren Aspekt für das Klopfen entdeckt hatten, zu fragen: »Wie sollen wir das nennen?« Dadurch bezog ich ihn mehr in den Prozess ein. Fünf Klopfrunden und er ging ins Bett. Das Problem war gelöst – zumindest dieses.

Mein Rat:

Klopfen Sie immer, immer, immer auch bei sich selbst.

Zweitens

Behandeln Sie sich selbst wegen der Dinge, die Ihre Kinder (oder andere) tun und über die Sie sich ärgern.

Als meine Tochter noch ein Baby war, hat mich ihr lautes Schreien und ihre besondere Ausdauer dabei sehr belastet. In dieser Zeit akustischer Überfälle fand ich es äußerst anstrengend, mit ihr umzugehen.

Eines Tages, als ich ihre Windeln wechselte und mir ihr Schreien auf die Nerven ging, erkannte ich, dass ich dazu ein wenig klopfen sollte. Ein paar Runden EFT auf »ihr Geschrei« und ich erkannte das große Spektrum verschiedener Schreie, die sie hervorbrachte. Davor klang alles gleich für mich, nämlich laut und schrecklich nervtötend. Jetzt erkannte ich, dass der Grund einiger Schreie Schmerz war, einige drückten Enttäuschung aus, einige suchten nach ein wenig Liebe und Zuwendung und so weiter und so fort. Zuvor nahm ich sie alle als Ausdruck extremer Qualen wahr und es war schmerzhaft für mich, damit umzugehen, besonders wenn sie wirklich müde war und es trotzdem bis zu einer Stunde dauerte, bis sie zur Ruhe kam und einschlief.

Nachdem ich geklopft hatte, erkannte ich, dass nicht alle ihre Schreie eine sofortige Reaktion erforderten oder dieselbe oder gelegentlich auch überhaupt eine.

So ging es mir mit meinem kleinen Mädchen wieder gut. Ich wünschte, ich könnte sagen, sie hätte mit Weinen und Schreien aufgehört. Aber sie beruhigte sich jetzt schneller. Fähig zu sein, ›in der Hitze zu stehen‹, war stärkend für einen Vater, der ohne Klopfen niemals in der Lage gewesen wäre, damit fertig zu werden.

Drittens

Machen Sie EFT zu einem Spiel oder zu etwas, das Sie leicht nehmen und mit Ihren kleinen Kindern teilen. Auf ganz natürliche Weise können Sie Aussagen treffen wie: »Selbst wenn du dich ein wenig fürchtest, lieben dich Papa und Mama.« Dann klopfen Sie die Punkte am Kind, indem Sie sagen: »Ein wenig ängstlich.« Die Kinder werden reagieren, Anteil nehmen, sich daran gewöhnen und sich mit der Technik wohl fühlen.

Auf diese Weise haben Sie einen angemessenen Rahmen zur Hand, wenn Sie in einer besonders stressvollen Situation EFT wirksam einsetzen wollen. Kinder reagieren gewöhnlich viel schneller auf EFT als Erwachsene und sie sind viel zugänglicher dafür.

Mit EFT Ihre höchsten Ziele erreichen

Eine der mächtigsten Anwendungen von EFT besteht darin, Ihr Leben auf die nächst höhere Stufe zu führen, was immer diese nächste Stufe für Sie sein mag. Wenn man im Sumpf versinkt, mag das Ziel darin bestehen, einfach nur trockenes Land unter die Füße zu bekommen. Wenn man dort erst einmal angekommen ist und sich ein wenig ausgeruht hat, wird man wahrscheinlich versuchen wollen, aus dem Wald hinauszufinden. Und wenn man den Wald hinter sich gelassen hat, will man womöglich in die Zivilisation zurückkehren oder man entdeckt ein paar Berge, die man besteigen möchte.

EFT kann uns helfen,

- über die Grenzen, vor denen wir stehen, hinauszuschauen;
- über die Beschränkungen und Hindernisse, die wir wahrnehmen, hinwegzukommen;
- die notwendigen Handlungen zu unternehmen, um unsere Ziele zu erreichen – und das zu genießen.

Bei den meisten unserer wichtigen Ziele wird es Teile in uns geben, die in unterschiedliche Richtungen ziehen. Sie können mit Zweifeln und Ängsten umgehen, indem Sie sie identifizieren und dann EFT darauf anwenden, um ihre Energie zu entschärfen.

Um das zu erreichen, gehen Sie so vor:

1 Identifizieren Sie das Hindernis, also die Gründe, warum Sie nicht tun ›können‹, was immer Sie tun wollen. Hohlen Sie all die Einwände hervor.

2 Wenden Sie auf jeden einzelnen Einwand EFT wie folgt an: Formulieren Sie die Angst oder den Einwand in der schlimmst möglichen Form, zum Beispiel: »Wenn ich so vorgehe, werde ich versagen und mich blamieren«; »Wir werden unser ganzes Geld verlieren« etc.

3 Machen Sie mehrere Runden EFT, während Sie diesen negativen Gedanken oder das negative Bild im Geist halten.

4 Visualisieren Sie sowohl das Szenario des Erfolgs (wenn Sie Ihr Ziel erreichen), *wie auch* das Szenario

des Misserfolgs (das Schlimmste, das geschehen kann) und wenden EFT auf jedes dieser beiden Szenarien an. Sonderbarerweise kann die Angst vor dem Erfolg genauso schwächend sein wie die Angst vor dem Versagen. Deshalb sollten Sie beides behandeln.

Die stärkste Kraft, die uns davon abhält, das Leben unserer Träume zu verwirklichen, ist unser negatives Selbstbild.

Zig Ziglar[1] hat gesagt:

Sie können sich nicht dauerhaft auf eine Weise verhalten, die nicht mit dem übereinstimmt, wie Sie sich selbst sehen.

Wenn es Ihnen gelingt, Ihr Selbstbild zu ändern, können Sie auch Ihr Leben verändern.

Hier ein Beispiel, wie dies mit EFT gehen kann. In einer Belegschaftsgruppe mit der ich[2] gearbeitet habe, war eine Frau, die ich Jutta nennen will. Jutta meinte, sie habe keine wirklichen Ziele, sei recht glücklich mit

[1]amerikanischer Motivationstrainer   [2]Steve Wells

ihrem Leben und zufrieden, so wie sie sei. Ich halte ständig Ausschau nach jemandem, dem ich wirklich glauben kann, wenn er so etwas sagt, denn eine solche Person, da bin ich ganz sicher, muss wahrhaftig ihr Selbst überwunden haben. Bevor ich nicht vollständige Übereinstimmung bei der Person erkennen kann, die diese Aussage trifft, neige ich dazu, sie als Mantel für Angst zu sehen und eine begrenzte Weise, von sich selbst zu denken. Als Jutta sich als gewöhnliche Person beschrieb, war ihr Kiefer gepresst und ihr Gesicht dunkel.

Wir betrachteten ihre erste Aussage: »Ich bin einfach eine normale Person«, als gegenwärtige Überzeugung. Ohne dem zu widersprechen oder es zu beurteilen, forderte ich sie auf, die entgegengesetzte Überzeugung in Erwägung zu ziehen: »Ich bin eine ungewöhnliche Person.« Ich bat sie, diese alternative Überzeugung laut auszusprechen und es fühlte sich für sie gänzlich unwahr an und auch nicht wünschenswert. Ich ließ sie drei Runden EFT machen. Während der ersten Runde fokussierte sie ihre gegenwärtige Überzeugung: »Auch wenn ich nur eine gewöhnliche Person bin.« In der zweiten Runde fokussierte sie ihre alternative Überzeugung: »Auch wenn ich eine ungewöhnliche Person bin.« In der dritten Runde schließlich fokussierte sie auf beide Überzeugungen abwechselnd: »Ich bin eine normale / eine ungewöhnliche Person.«

Nach diesen drei Runden hellte sie sich merklich auf. Verwundert meinte sie: »Ich nehme an, ich *bin* eine ungewöhnliche Person.« Außerdem erschien ihr nun die ursprüngliche Art, über sich selbst und ihr Leben zu denken, dumpf und unattraktiv. Es fühlte sich einfach nicht mehr wahr an. Ihre Ziele hatten sich verändert. Sie konnte nun in Richtungen schauen, die sie zuvor einfach nicht in Erwägung gezogen hatte, und sie war zuversichtlich, ihr Leben zu verändern.

Wenn Sie wirklich Ihr Leben verändern wollen, dann betrachten Sie, wie Sie von sich selbst denken. Denken Sie darüber nach, wie Sie gern sein würden, und wenden EFT auf die inneren Einwände an, die bei diesem Gedanken aufsteigen, *jetzt* so zu sein. Machen Sie weiter, bis Sie ein wirkliches Gefühl der Übereinstimmung haben: »Das bist du.« Darauf stellt sich gewöhnlich ein unglaubliches Gefühl der Begeisterung ein und ein unbändiges Gefühl persönlicher Kraft und positiven Potenzials.

Nutzen Sie EFT, um sich ein besseres Leben zu erschaffen. Wenden Sie es auf kreative Weise an, nicht bloß zur lindernden Problemlösung. Dann werden Sie Ihre wahren Kräfte entdecken und werden größeren Zugang zu Ihrem wahren Potenzial finden.

Wenn es nicht funktioniert

Blockierende Überzeugungen, Probleme und Hartnäckigkeiten überwinden

Wenn Sie bei der Anwendung von EFT festsitzen, hilft es gewöhnlich

▶ die lange EFT-Sequenz zu verwenden;

▶ eine Verbindung zwischen Körper (Empfindungen, Gefühle) und Geist (Gedanken, Ideen, Bilder) herzustellen.

Fragen Sie sich: »Was für Gefühle begleiten meine Gedanken? Wenn ich einen Ort im Körper benennen müsste, wo sitzen sie?« Klopfen Sie auf dieses Gefühl, während Ihre Aufmerksamkeit auf der Stelle im Körper ruht.

Umgekehrt, wenn Sie einem Gefühl in Ihrem Körper ›gefolgt‹ sind, das mit einem Problem verbunden ist, können Sie sich fragen: »Welcher Gedanke begleitet mein Empfinden?« und auf diesen Gedanken klopfen. Seien Sie spontan und sprechen aus, was immer Sie denken.

Umgang mit blockierenden Überzeugungen – psychische Umkehr

Psychische Umkehr (PU) werden unbewusste negative Überzeugungen genannt, die uns davon abhalten, ein Problem zu überwinden oder vollständig zu überwinden. Wer hat nicht schon Themen erlebt, mit denen man scheinbar nicht fertig werden kann, so sehr man sich auch bemüht. Manchmal sieht es auch so aus, als ob wir uns selbst sabotieren oder ›selbst ins Knie schießen‹. Der Übeltäter ist in den meisten Fällen eine psychische Umkehr. Wenn eine psychische Umkehr wirkt, so heißt es, die Energie des Körpers ist im ›entgegengesetzten‹ Zustand (und deshalb keine heilende Energie). Gary Craig sagt gern, es sei, als habe man die Batterien falsch herum eingelegt. Wenn man die Batterien wieder richtig herum legt, fließt die Energie auch wieder normal.

Callahan hat die Theorie aufgestellt, wenn eine psychische Umkehr einwirkt, fließt unsere Energie buchstäblich verkehrt herum und steht dadurch den Veränderung, die wir erreichen wollen, entgegen. Es wird davon ausgegangen, dass bei 40 Prozent aller Probleme eine psychische Umkehr wirksam ist. Und das bedeutet, man wird die gewünschten Fortschritte nicht machen, solange dies unkorrigiert bleibt.

Die gute Nachricht ist, dass die Korrektur einer psychischen Umkehr tatsächlich sehr einfach ist – wenn wir nur in der Lage sind, die ihr zugrunde liegende unterschwellige Überzeugung zu identifizieren, die unseren Fortschritt verhindert. Wenn Sie denken, dass Sie die blockierenden Überzeugungen vielleicht nicht identifizieren können, greife Sie auf die Auswahlliste von Überzeugungen* zurück. Therapeuten, die mit

's. S. 105 f

dieser Technik arbeiten, erfahren diese Überzeugungen als praktisch allgegenwärtig. Wenn Sie mit dem Klopfen nicht so recht vorankommen, dann wird es hilfreich sein, diese Liste durchzusehen und unter Verwendung der entsprechenden Überzeugungen eine Korrektur durchzuführen. In den meisten Fällen werden Sie danach Erfolg haben, wo es zuvor mit EFT nicht voran ging.

Viele psychische Umkehrungen können für eine gewisse Zeit korrigiert werden, indem man den wunden Punkt massiert und die Eröffnungsaussage wiederholt. Es kann auch der Karate-Punkt geklopft werden, wenn der wunde Punkt vielleicht durch häufigen Gebrauch schon etwas gereizt ist.

Bei der EFT-Behandlung würden etwa 40 Prozent aller Sequenzen nicht glatt laufen, wenn die psychischen Umkehrungen blieben, wie sie sind. Das ist der Grund, warum wir vor jeder EFT-Sequenz die Eröffnungsaussage sprechen und den wunden Punkt dazu reiben. Das dauert nur einen Augenblick und beseitigt eine Umkehrung, wenn da eine ist, vorübergehend.

Da psychische Umkehrungen nur in rund 40 Prozent aller Fälle vorliegen, können Sie natürlich auch direkt mit dem Klopfen beginnen und sehen, ob sich eine Wirkung einstellt, und wenn nicht, können Sie die Eingangssequenz nachholen und die Klopfrunde wiederholen. Sie werden mit der praktischen Erfahrung noch weitere Kürzungsmöglichkeiten für den Prozess herausfinden.

Blockierungen, die den Fortschritt der Behandlung hemmen, stammen oft von verborgenen psychischen Umkehrungen. Das ist besonders oft bei Depression und Süchten der Fall. Wenn Sie bei Anwendung von EFT keinen Fortschritt feststellen, dann kann das wegen einer negativen Überzeugung und der damit verbundenen psychischen Umkehr sein.

Tiefe negative Überzeugungen

Es kann geschehen, dass Sie auf tiefere negative Überzeugungen (mit psychischen Umkehrungen) stoßen, die den Fortschritt blockieren. Reiben Sie den wunden Punkt und sagen:

Ich liebe und akzeptiere mich von ganzem Herzen mit all meinen Fehlern und Problemen.

Fahren Sie dann mit Ihrer Selbsthilfe fort. Achten Sie genau auf den Einstieg in das Problem und bringen solche negativen Überzeugungen ein. Klopfen Sie mit jeder, die Ihnen bedeutungsvoll erscheint – eine EFT-Sequenz für jede. Zum Beispiel:

- Ich glaube nicht, dass ich dieses Problem überwinden kann.

- Ich verdiene es nicht, dieses Problem zu überwinden.

- Es ist nicht sicher für mich, dieses Problem zu überwinden.

- Es ist für andere wichtig, dass ich dieses Problem habe.

- Ich werde eine andere Person sein, wenn ich dieses Problem überwinde.

▶ Es ist zu anstrengend für mich, dieses Problem zu überwinden.

▶ Ich kann dieses Problem nicht wirklich überwinden.

▶ EFT ist zu verrückt, um mir zu helfen, dieses Problem zu überwinden.

▶ Ich kann dieses Problem allein nicht wirklich überwinden.

▶ Ich befürchte, dieses Problem wird im Alltag zurückkommen.

▶ Ich kann mich nicht um mich selbst kümmern.

▶ Ich will mich nicht um mich selbst kümmern.

▶ Ich kann EFT nicht anwenden, weil ich es nicht wert bin.

Dies sind Beispiele persönlicher Blockaden, aber Sie haben vielleicht auch eigene, die verhindern, dass Sie sich von der zu behandelnden Reaktion oder dem schädlichen Verhalten befreien.

Andere verbreitete Blockierungen

Es folgen einige allgemein verbreitete Blockierungen. Jede einzelne erfordert eine Eröffnungsaussage und eine Klopfsequenz, wenn Sie fühlen, dass Sie für Sie relevant ist.

Ich liebe und akzeptiere mich von ganzem Herzen, auch wenn...

- ich zu viele Probleme habe.

- ich nicht habe, was nötig ist, um dieses Problem zu überwinden.

- ich dieses Problem niemals bewältigen kann.

- ich mir nicht erlaube, dieses Problem zu überwinden.

- dieses Problem ein Teil von mir ist.

- ich Angst habe, dieses Problem zu überwinden.

- dieses Problem viel zu schwerwiegend ist, dass ich es überwinden könnte.

- ich nicht glaube, dass ich dieses Problem überwinden kann.

- diese Methode nicht funktionieren kann.

- diese Methode bei mir nicht funktionieren kann.

- ich dieses Problem nicht vollständig überwinden kann.

Danach durchlaufen Sie die EFT-Sequenz, während Sie an die Blockade denken, die zu Ihrer Situation passt. Den Blockadesatz verwenden Sie dabei als Ihren Erinnerungssatz.

Typen blockierender Überzeugungen

Der klinische Psychologe Fred Gallo[*] hat unterschiedliche Typen von psychischen Umkehrungen beschrieben. Sie beziehen sich alle auf zugrunde liegende Überzeugungen. Die wichtigsten sind:

[*]detailliertere Informationen finden Sie in seinen Büchern »Energy Psychology« und »Energy Tapping«

Gewöhnliche psychische Umkehrung

Sie wird durch Klopfen des Karate-Punktes behandelt oder durch Reiben des wunden Punktes, wobei die Eröffnungsaussage dreimal wiederholt wird.

Ich liebe und akzeptieren mich von ganzem Herzen, auch wenn ich... [Problem]

Minimale psychische Umkehrung

Mit diesem Begriff wird eine Situation beschrieben, wo wir mit dem Problem ein Stück weit gekommen sind, dann aber nicht weiterkommen. Wir haben beispielsweise die Intensität durch die Behandlung auf 5 heruntergebracht, aber es gelingt uns nicht, sie weiter zu reduzieren.

Um dies zu behandeln, klopfen Sie den Karate-Punkt oder reiben den wunden Punkt, während Sie dreimal sagen:

Ich liebe und akzeptieren mich von ganzem Herzen, auch wenn ich noch immer etwas... [Problem]

Massive psychische Umkehrung

Behandeln Sie dies durch Reiben des wunden Punktes, wobei diese Eröffnungsaussage dreimal wiederholt wird:

Ich liebe und akzeptieren mich von ganzem Herzen mit all meinen Problemen und Beschränkungen.

Tiefgehende psychische Umkehrung

Behandeln Sie dies durch Klopfen unter der Nase, wobei Sie diese Eröffnungsaussage dreimal wiederholen:

Ich liebe und akzeptieren mich von ganzem Herzen, auch wenn ich dieses Problem nie überwinden werde.

Folgendes sollte unbedingt beachtet werden.

▷ Wenden Sie EFT auf Ihr Gefühl an, »wütend auf sich selbst zu sein, weil das Problem an erster Stelle steht und Sie nicht besser damit umgehen können.«

▷ Machen Sie mindestens zwei komplette lange Sequenzen, während Sie diesen Ärger, diese Scham, dieses Urteil, dieses Sich-falsch-Fühlen in sich bewegen, und sehen, ob Sie sich danach anders fühlen.

- Sie können bedrückt sein. Depression ist ein scheußlicher Zustand, der jeden Prozess stören kann. Depressionen sind oft verborgen. EFT kann die Depression lindern, aber als Hauptanwendung reicht es gewöhnlich nicht aus.

- Wenn Ihre Stimmung gedrückt ist, die Konzentration schwach, wenn Sie sich schlapp fühlen, Ihre Selbstachtung gering ist oder wenn Ihnen das Leben schal und lustlos erscheint, konsultieren Sie Ihren Arzt.

- Energiearbeit kann durch die Umgebung beeinflusst werden. Wechseln Sie den Raum und sehen, ob es einen Unterschied macht. Oder trinken Sie ein Glas Wasser. Wenn Sie eine allergische Reaktion haben, kann es auch nötig sein, einen Tag zu warten.

- Manchmal stellt sich die Wirkung von EFT erst mit Verzögerung ein, nach einigen Stunden oder sogar einigen Tagen.

In vielen Fällen ist Ausdauer der Schlüssel zum Erfolg. Das bedeutet ein Programm regelmäßigen Klopfens aller Aspekte, auch wenn einem das ein wenig langweilig vorkommen mag. Wenn Sie regelmäßig nur ein bisschen Geld zurücklegen, dann werden Sie bald über die Summe überrascht sein. Denken Sie so darüber: Wenn Ihnen gesagt wird, dass ein bestimmtes Problem 47 EFT-Sequenzen benötigt, würden Sie es tun? Und wenn es 147 wären? Wenn Sie erwarten, das Problem mit 12 bis 20 Sequenzen zu lösen (was durchaus geschehen kann), dann sind Sie vielleicht enttäuscht, wenn es länger dauert.

Wir ziehen es vor zu denken, dass Sie in der Lage sind, *chronische Probleme aus eigenen Kräften verändern und heilen zu können*. Wenn Sie aber unsere Vorschläge ausprobiert *und sehr ausdauernd praktiziert haben* und nichts geschieht, dann ziehen Sie in Erwägung, uns oder einen in energetischer Therapie besonders ausgebildeten Therapeuten wegen zusätzlicher Unterstützung zu kontaktieren.

▎ *Das Apex-Problem*

Wenn die EFT-Behandlung und ihre Ergebnisse nicht in unser Weltbild passen, dann glauben wir möglicherweise, dass die Ergebnisse nichts mit dem Klopfen zu tun haben. Weil die Behandlung so absonderlich scheint, wird ihr Intellekt dann mit einer anderen Theorie daherkommen, um zu erklären, was geschehen ist.

Eine der großen Herausforderungen bei EFT ist, dass unser Verstand die Wirkungen manchmal irritierend findet, besonders wenn sie sich schnell einstellen und man sich schon seit Jahren gewünscht hat, emotional frei zu sein. Es ist schwer zu verstehen, dass eine hartnäckige Phobie mit einem Schlag keine Wirkung mehr haben kann. Das hat nichts mit Ablenkung oder Suggestion oder Gerede über das Problem zu tun, aber es mag vielleicht so aussehen. Möglicherweise sind solche Strategien jahrelang von Therapeuten bei Ihnen eingesetzt worden, ohne dass sich so außergewöhnliche Erfolge eingestellt haben, wie nun mit EFT. Es kann Zeit in Anspruch nehmen, den Gedanken zu akzeptieren, das Problem nicht so zu nehmen, wie es üblich ist.

Wenn Sie Hilfe brauchen

Es mag sein, dass Selbsthilfe für Sie nicht das Richtige ist. Für manche mag es auch nicht genug sein, weil wir oft Menschen brauchen, die uns zuhören und verstehen. Es ist einsam, sein eigener Therapeut zu sein. Sie müssen vielleicht auch erkennen, dass Sie Probleme haben, die nicht beiläufig sind. Weiter zu gehen bedeutet, eine Einzelsitzung bei einem energetischen Therapeuten zu nehmen.

Sollten wir auch empfehlen, dass Sie Ihren Hausarzt konsultieren und sich möglicherweise auf Depression untersuchen lassen? Manchmal kann ein physisches Leiden mentale und emotionale Probleme verursachen, und genau so ist es mit Arzneimitteln. Also sollte das ausgeschlossen werden.

Wenn Sie eine klinische Depression haben, ist es sinnvoll, sich behandeln zu lassen. Das kann eine Kombination aus alternativen und traditionellen Methoden beinhalten, die Möglichkeit fortgesetzter medizinischer Behandlung eingeschlossen, denn Depression ist ein übler Zustand, der Selbstvertrauen, Stärke und Konzentration schwächt.

Wenn Sie keine klinische Depression haben, was bedeutet, dass Sie zwar an depressiver Verstimmung leiden, aber keine depressive Störung vorliegt, kann es trotzdem sinnvoll sein, einen Psychologen, Psychiater oder Berater zu konsultieren.

Therapie in Anspruch zu nehmen bedeutet, eine Person zu finden, der Sie vertrauen, die Ihnen zuhört, Sie versteht und Ihnen hilft herauszufinden, was für Sie wichtig und richtig ist.

Schlusswort

*E*FT ist eine Heilmethode, die viel verspricht und das gewöhnlich auch hält. Es ist eine großartige Entspannungs- und Stressbewältigungstechnik und kann so viel mehr bewirken. Zum ersten Mal ist jedem normalen Menschen eine wirklich mächtige Methode der Selbsthilfe zugänglich. Ohne psychologische Fähigkeiten, aber mit gesundem Menschenverstand und Ausdauer, können die meisten den negativen Teil ihrer lebensverneinenden Probleme bewegen. Wenn EFT auf bedachte Weise angewendet wird, werden Sie feststellen, dass typische Angstreaktionen und Traurigkeiten in Ihrem Alltag geringer werden. Das heißt, bei regelmäßiger Übung von EFT werden Sie nicht mehr so auf die irritierenden und frustrierenden Ärgernisse reagieren, wie Sie es früher getan haben.

Bei Angstzuständen kann EFT sehr gezielt eingesetzt werden, um Erleichterung und Hoffnung zu bringen. All die hilfreichen Vorstellungen und Gedanken, mit denen Sie früher, weil Sie in der Negativität gefangen waren, vergeblich versucht haben, sich zu helfen, können nun endlich Früchte tragen.

Keine Methode kann für alle oder in jeder Situation richtig sein. Wir haben über Blockaden und Schwierigkeiten gesprochen, die durch starke negative Überzeugungen verursacht werden. Wenn Sie schon Erfolge mit EFT gehabt haben, aber dann auf ein Problem stoßen, dass sich nicht bewegt, ziehen Sie in Erwägung, sich etwas professionelle Unterstützung zu suchen, am besten von einem Therapeuten, der in diesen Methoden ausgebildet ist.

Seien Sie auf jeden Fall ausdauernd mit EFT.

EFT ist Teil eines neuen Ansatzes zum Leben und zur Lebensbewältigung. Es wurden bereits viele Entdeckungen im Bereich der Energiearbeit gemacht, aber EFT ist eine praktische Form. Es funktioniert. Nutzen Sie es in guter Gesundheit. Die Entspannung und Ruhe, die Ihnen EFT vermittelt, sind ein lebenslanges Geschenk.

Anhang 1

Verwandte Energietherapien

Thought Field Therapie (TFT)

EFT stammt von dieser Energietherapie ab, bei der auch auf Energiepunkte geklopft wird. Es ist der ursprünglich von dem klinischen Psychologen Roger Callahan entwickelte Ansatz und bietet eine Serie von Klopfsequenzen für spezielle Probleme. Entsprechend ausgebildete Therapeuten können diagnostizieren, welche speziellen Punkte im Energiesystem gestört sind und entsprechend die Sequenz für die Behandlung auswählen. Weitere Informationen finden Sie unter www.tftrx.com

Be Set Free Fast (BSFF)

Diese fortgeschrittene Energietherapie wurde von dem klinischen Psychologen Dr. Larry Nims entwickelt.

BSFF ist ein Akronym für *Behavioural and Emotional Symptom Elimination Training for Resolving Excess Emotions (of) Fear, Anger, Sadness, and Trauma.* In der ursprünglichen Form beinhaltete BSFF das Klopfen auf verschiedene Meridianpunkte, während der unterbewusste Geist darauf gerichtet wurde, emotionale Wurzeln und Überzeugungen anzusprechen, die mit dem zu behandelnden Problem verbunden sind. Seit 1999 setzt Dr. Nims eine Technik ein, die vollkommen darauf basiert, den unterbewussten Geist zu instruieren, die Behandlung durchzuführen, und zwar jedes Mal, wenn ein Schlüsselwort verwendet wird. Weitere Information über diese mächtige Herangehensweise unter www.besetfreefast.com

Tapas Acupressure Technique (TAT)

Diese wunderbare Körper-Geist-Heiltechnik wurde von dem Akupunkteur Tapas Fleming entwickelt. Dabei werden besondere Akupressurpunkte in spezieller Körperhaltung berührt, während verschiedene Aspekte des zu behandelnden Problems angesprochen werden.

TAT erzielt hervorragende Ergebnisse bei allergischen Zuständen, wie auch bei emotionalen Themen wie Traumata. Weitere Informationen unter www.tat-intl.com

Anhang 2

Forschung

In verschiedenen Untersuchungen ist die Wirksamkeit von EFT nachgewiesen worden und es gibt einige laufende Forschungsprojekte. Hier folgt eine kurze Zusammenfassung von Untersuchungen, die zur Zeit dieser Aufzeichnung bereits abgeschlossen waren.

Spezielle Phobien

Eine Studie, die von den Psychologen Hank Andrews, Harvey Baker, Patricia Carrington, Kathy Polglase und Steve Wells in 2000 an der Curtin Universität in Westaustralien durchgeführt wurde, hat ergeben, dass mit EFT überlegene Ergebnisse bei der Behandlung von Phobien im Vergleich mit einer Technik des tiefen Atmens erzielt werden. Die Probanden wurden wegen ihrer Phobie einmal 30 Minuten lang behandelt. Es zeigten sich Verbesserungen bei der Annäherung an das von ihnen gefürchtete Tier, sowie eine Verringerung der subjektiven Angst und der Herzfrequenz. Die Verbesserungen waren bei sechs– bis neunmonatigen Kontrolluntersuchungen noch nachweisbar. Eine Zusammenfassung mit Details dieser Studie findet sich unter www.emofree.com

Eine Kontrollstudie von Dres. Harvey Baker und Linda Siegel am Queens College, New York, ergab etwa die gleichen Ergebnisse. Sie verglichen EFT mit einem Beratungsansatz und stellten überlegene Ergebnisse bei EFT fest.

Posttraumatisches Stress-Syndrom (PTSS)

Swingle, Pulos und Swingle haben in 2000 die Wirkungen von EFT bei Opfern von Autounfällen untersucht, die unter PTSS litten. Sie fanden signifikante Unterschiede in den Gehirnwellen ihrer Patienten und deren selbst wahrgenommenen Stress-Symptomen drei Monate, nachdem sie in zwei einstündigen Sitzungen mit EFT behandelt wurden. Bei einer Nachuntersuchung zeigten elf der zwölf Probanden eine signifikante Zunahme der langsamen Gehirnaktivität (3–7 Hz) in der okzipitalen Region, größere Balanciertheit der großen Frontallappen und verstärkte sensomotorische Rhythmen (13–15 Hz) im sensorischen Cortex. Diese Reaktionen waren von größerer mentaler und körperlicher Ruhe sowie einer positiveren Gefühlslage begleitet.

Angst vor Publikum zu sprechen

2001 fanden Sharon Jones und Hank Andrews bei Probanden nach einer 45-minütigen EFT-Sitzung signifikante Verbesserungen in deren subjektiv empfundener Angst sowie in der Fähigkeit, eine Präsentation ihres Themas durchzuführen.

Epilepsie

Swingle ließ in 2000 Kinder mit der Diagnose Epilepsie zwei Wochen lang zuhause täglich einer EFT-Behandlung aussetzen. Danach fand er signifikante Verringerungen der Anfallshäufigkeit sowie erhebliche klinische Verbesserungen im EEG der Kinder. Die *As-*

sociation for Comprehensive Energy Psychology (ACEP; www.energypsych.org) unterstützt und bezuschusst Forschungsprojekte in diesem Bereich. Nehmen Sie dorthin Kontakt auf, wenn Sie sich für neuere Ergebnisse interessieren. Eine Zusammenfassung laufender Untersuchungen über EFT finden Sie unter www.eft-support.com

Es gibt noch viel zu erforschen, doch diese Ergebnisse in Verbindung mit den Erfahrungsberichten tausender Therapeuten weltweit, die diesen Ansatz verwenden, legt nahe, dass die Technik der emotionalen Freiheit ein großer Fortschritt im Bereich der Therapie ist.

Kontakt zu EFT-Therapeuten weltweit
www.emofree.com

Kontakt zu den Autoren
www.eftdownunder.com

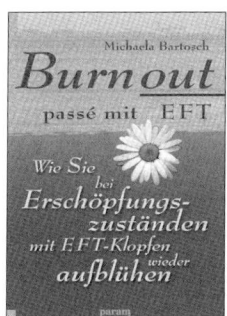

Michaela Bartosch
Burnout passé mit EFT
*Wie Sie bei Erschöpfungszuständen
mit EFT-Klopfen wieder aufblühen*
168 Seiten, Festeinband
ISBN 978-3-88755-261-9

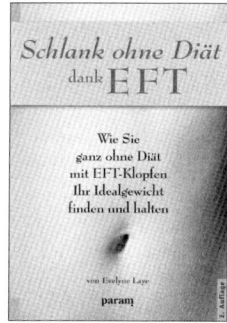

Evelyne Laye
Schlank ohne Diät dank EFT
*Wie Sie ganz ohne Diät mit EFT-Klopfen
Ihr Idealgewicht finden und halten*
128 Seiten
ISBN 978-3-88755-262-6

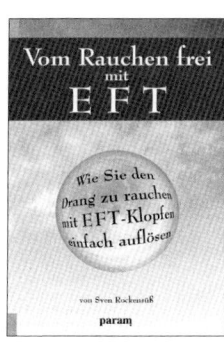

Sven Rockensüß
Vom Rauchen frei mit EFT
*Wie Sie den Drang zu rauchen
mit EFT-Klopfen einfach auflösen*
128 Seiten
ISBN 978-3-88755-263-3

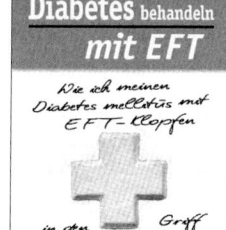

Peter Frölich
Diabetes behandeln mit EFT
*Wie ich meinen Diabetes mellitus
mit EFT-Klopfen in den Griff bekommen habe*
128 Seiten
ISBN 3-88755-259-6

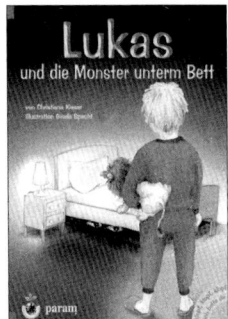

Dr. Christiana Kieser, Gisela Specht
Lukas und die Monster unterm Bett
Klopf, klopf, klopf, ich helfe dir
48 Seiten, vierfarbig, Festeinband
ISBN 978-3-88755-402-6

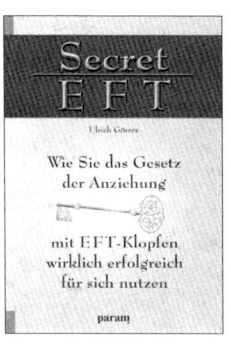

Ulrich Görres
Secret E F T
Wie Sie das Gesetz der Anziehung mit EFT-
Klopfen wirklich erfolgreich für sich nutzen
128 Seiten
ISBN 978-3-88755-264-0

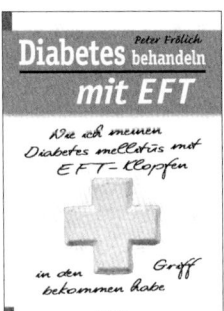

Peter Frölich
Diabetes behandeln mit EFT
Wie ich meinen Diabetes mellitus
mit FFT-Klopfen in den Griff bekommen habe
128 Seiten
ISBN 3-88755-259-6

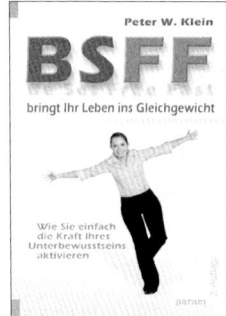

Peter W. Klein
BSFF bringt Ihr Leben
ins Gleichgewicht
Wie Sie einfach die Kraft Ihres Unterbewusst-
seins aktivieren
160 Seiten, Festeinband
ISBN 978-3-88755-260-2